MENUS ET RECETTES
DU DÉFI ALIMENTAIRE
DE LA FEMME

Couverture
- Conception graphique:
  Katherine Sapon
- Photo:
  Maryse Raymond

Maquette intérieure
- Conception graphique:
  Laurent Trudel
- Illustrations:
  Lise Gascon

DISTRIBUTEURS EXCLUSIFS:

- Pour le Canada et les États-Unis:
  LES MESSAGERIES ADP*
  955, rue Amherst, Montréal H2L 3K4
  Tél.: (514) 523-1182
  Télécopieur: (514) 521-4434
  * Filiale de Sogides Ltée

- Pour la Belgique et le Luxembourg:
  PRESSES DE BELGIQUE
  96, rue Gray, 1040 Bruxelles
  Tél.: (32-2) 640-5881
  Télécopieur: (32-2) 647-0237

- Pour la Suisse:
  TRANSAT S.A.
  Route du Grand-Lancy, 2, C.P. 125, 1211 Genève 26
  Tél.: (41-22) 42-77-40
  Télécopieur: (41-22) 43-46-46

- Pour la France et les autres pays:
  INTER FORUM
  13, rue de la Glacière, 75624 Paris Cédex 13
  Tél.: (33.1) 43.37.11.80
  Télécopieur: (33.1) 43.31.88.15
  Télex: 250055 Forum Paris

LOUISE LAMBERT-LAGACÉ, diététiste

MENUS ET RECETTES
DU DÉFI ALIMENTAIRE
DE LA FEMME

Avec la collaboration
de Louise Desaulniers, diététiste

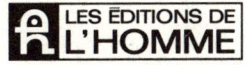

LES ÉDITIONS DE
L'HOMME

Données de catalogage avant publication (Canada)

Lambert-Lagacé, Louise, 1941-

    Menus et recettes du défi alimentaire de la femme

    ISBN 2-7619-0889-9

    1. Cuisine. 2. Menus. 3. Femmes-Alimentation.
I. Titre.

TX715.L35 1990   641.5'63   C90-096272-0

© 1990, Les Éditions de l'Homme,
une division du groupe Sogides

Dépôt légal: 1er trimestre 1990
Bibliothèque nationale du Québec

ISBN 2-7619-0889-9

Je dédie ce livre à toutes les femmes, plus particulièrement à celles qui se préoccupent de leur santé, qui aiment manger, mais qui ne veulent pas passer des heures à cuisiner même si elles sont prêtes à tenter des expériences culinaires avec des aliments nouveaux.

Je dédie aussi ce livre aux hommes qu'elles aiment.

Introduction

Le défi alimentaire de la femme, publié au printemps 1988, ne pouvait vivre seul! Comment adopter la «nouvelle diététique douce pour femmes» sans avoir à sa portée un répertoire de menus adaptés?

Comment intégrer les aliments «meilleurs placements» dans son menu quotidien sans conseils pratiques pour les apprêter?

Comment combler des besoins élevés en fer, en calcium et en magnésium si on connaît mal les aliments qui contiennent le plus de ces minéraux?

Comment apprécier le tofu, les légumineuses, le millet et le chou frisé si on ne connaît aucune bonne recette les mettant en valeur?

C'est la raison pour laquelle j'ai dit oui à Francine Montpetit lorsqu'elle m'a proposé d'écrire un livre de recettes qui prolongerait *Le défi.* Il est rare que j'accepte une offre si rapidement, mais cette fois je n'ai pu résister parce que je suis convaincue que tout discours sur l'importance d'une meilleure alimentation ne mène nulle part s'il n'est pas appuyé par des conseils culinaires appropriés. On ne créera jamais trop de recettes nutritives et savoureuses!

Les recettes gourmandes et traditionnelles sont légion, les recettes réduites en calories aussi. Mais parmi la multitude des livres de recettes, quels sont ceux qui accordent une attention particulière à l'ensemble des besoins nutritifs de la femme, de l'adolescence au troisième âge?

Combien parmi ces livres offrent à la fois des recettes nutritives et des menus équilibrés? Combien respectent les politiques de nutrition qui nous encouragent à enrichir nos menus de fibres alimentaires et à diminuer leur contenu en matières grasses quelles qu'elles soient? À mon avis, il n'y en a pas encore assez!

Confiante dans le bien-fondé de cette suite au *Défi alimentaire de la femme,* j'ai recruté au départ d'excellentes collaboratrices, femmes et

9

diététistes qui m'ont permis de produire un bon livre dans un délai plus court que d'habitude.

Louise Desaulniers, grande amie de toujours et mon associée depuis un an, a participé activement à toutes les étapes de la création et de la production de ce livre. Elle a partagé plusieurs de ses meilleures recettes et a élaboré avec moi les trente menus équilibrés. Ses deux filles, Julie et Sandrine, ont même goûté plusieurs recettes.

Gisèle Fournier et Nicole Doucet de Nutricom, Francine Simard de Simcom Inc. de même que Lison Chauvin Désourdy ont collaboré à la création des recettes.

Suzette Poliquin a analysé chacune des recettes à l'aide du programme informatique *Food Processor II* de ESHA Research. Elle m'a fourni le profil nutritionnel de chaque recette, y compris leur teneur en vingt-huit éléments nutritifs.

Lise Gascon, graphiste, a illustré les recettes et a dessiné quelques aliments pour compléter l'information écrite et aider les lectrices à reconnaître plus facilement certains aliments moins courants.

Je les remercie toutes très chaleureusement et je dois leur avouer que j'ai pris goût à ce travail d'équipe.

À vous toutes, chères lectrices, je souhaite que vous fassiez une foule d'expériences culinaires heureuses et que vous partagiez avec moi le plaisir de mieux manger.

Les habitudes alimentaires de quelques femmes

Grâce aux nombreuses confidences qui me sont faites par plusieurs femmes à propos de leurs habitudes alimentaires, j'ai toujours pu progresser dans ma démarche personnelle en matière de nutrition.

Sept femmes m'ont aidée à préparer ce livre, sept femmes qui allient leur vie active à leurs responsabilités alimentaires. J'ai voulu en connaître plus long sur chacune d'elles, en ce qui concerne leur dossier alimentaire bien entendu! Elles ont toutes accepté de me livrer leurs secrets. Quant aux miens, je les ai semés au fil des pages qui vont suivre.

Louise, 48 ans, a deux filles, l'une au secondaire
et l'autre à l'université.

Le travail et l'horaire des repas: Louise exerce son métier de diététiste depuis plus de vingt-cinq ans. Très active dans son milieu professionnel, elle ne travaille rarement que de neuf à cinq! Il arrive souvent que son premier patient arrive à son bureau avant huit heures et demie et que la dernière réunion de comité se termine après six heures.

Il y a quelques années, alors qu'elle occupait le poste de présidente de la Corporation professionnelle des diététistes, l'exigence de son mandat lui laissait peu de temps pour souffler. Elle oubliait de manger le midi et grignotait un tas de bons aliments en soirée pour compenser! Cette routine lui a valu une perte d'énergie et un gain de quatre kilos et demi.

Maintenant qu'elle a retrouvé un rythme de vie plus régulier, elle mange trois repas par jour, se sent mieux dans sa peau, oublie de grignoter en soirée et a perdu ses kilos en trop.

Son repas préféré: le midi parce qu'il s'agit d'un repas plus léger et à son goût, c'est-à-dire débordant de fruits et de légumes. Le soir, elle partage volontiers les goûts des autres et passe plus de temps à table pour le plaisir.

Au restaurant: Louise choisit des repas plutôt végétariens, des salades, des poissons, des légumes et des fruits frais; elle aime l'aventure et essaie sans hésiter des plats de différents pays et des mets variés.

Les achats: elle fait son marché à l'européenne, allant plusieurs fois par semaine chez le boucher pour les escalopes de volaille, chez le poissonnier pour le poisson frais, à la fruiterie pour les fruits et légumes et au magasin d'aliments naturels pour les noix, les grains entiers et les tisanes.

Les raccourcis: elle passe rarement plus de trente minutes par repas dans la cuisine. Pour ce faire, elle a recours à un certain nombre d'appareils qui permettent de gagner du temps: four à micro-ondes pour la cuisson du poisson, robot et mélangeur pour de nombreuses préparations variées, etc. De plus, elle apprécie particulièrement les recettes courtes, en abrège une au besoin, préfère les aliments les moins transformés possible et utilise les restes de façon amusante.

Parmi ses mets favoris: les plats au riz brun et au bulghur font ses délices; le saumon, les fruits et les légumes frais demeurent ses grands favoris.

Le repas minute: un bol de fromage cottage mélangé à des fruits ou à des légumes frais et une tranche de pain de blé entier. Ou encore, un sandwich ouvert sur pain pita, avec volaille ou poisson cuit et un peu de fromage, le tout gratiné.

Les repas entre amis: elle adore essayer de nouvelles recettes, met beaucoup de soin à la présentation, trouve un réel plaisir à jouer avec les goûts et les couleurs.

Un conseil aux autres femmes: prenez le temps de manger et de découvrir de nouvelles saveurs, de nouveaux plaisirs!

Un rêve pour l'an 2000: voir sur le marché plus d'aliments sans pesticides grâce à une technologie alimentaire qui préserve la fraîcheur sans nuire à la valeur nutritive.

Nicole, 43 ans, a trois enfants dont une grande fille de 18 ans qui n'habite plus à la maison et deux petites de 5 et 8 ans.

Le travail et l'horaire des repas: Nicole dirige un bureau de diététistes-conseils spécialisées en communication dans les domaines de la santé et de l'alimentation. Elle connaît les avantages d'un horaire flexible mais il lui arrive à l'occasion de travailler le soir ou pendant le week-end.

Coauteur du livre *Maternité et alimentation* publié il y a quelques années aux éditions La Presse, Nicole continue d'écrire et de créer des recettes santé, mais son travail ne s'arrête pas là! Membre du comité des affaires publiques de la Corporation des diététistes, professeur de yoga quelques soirs par semaine et étudiante inscrite au certificat en gestion de marketing au HEC, elle a un horaire bien rempli.

Nicole avoue que c'est surtout grâce à son mari qu'elle peut se permettre d'avoir un horaire aussi chargé. Ce mari exceptionnel participe à tout, y compris à l'achat des aliments et à la préparation dés repas.

Elle mange régulièrement trois repas par jour et grignote à l'occasion. Le matin, elle prend le temps de savourer un bon repas lorsque les deux petites sont parties pour l'école et que le calme est revenu. Le midi, c'est le déjeuner d'affaires au restaurant ou le repas avalé rapidement au bureau ou à la maison.

Son repas préféré: le repas au restaurant parce qu'elle le trouve fort agréable, mais elle aime aussi le repas du soir, surtout si elle jouit d'assez de temps pour l'apprécier. Pendant le week-end, les repas sont de véritables moments de détente.

Au restaurant: elle s'y rend au moins trois midis sur cinq avec des clients ou des collègues. Elle a une préférence pour la cuisine asiatique, japonaise, indienne ou sichuanaise. Elle aime aussi les menus végétariens, les mets italiens et la nouvelle cuisine.

Les repas sans viande: pas assez souvent, à cause des autres qui ne partagent pas ce goût.

Les achats: ils sont faits au supermarché une fois par semaine, la plupart du temps le samedi, très souvent par son mari qui n'hésite pas à faire quelques détours pour les fruits, le fromage et le bon pain.

Les raccourcis: Nicole a un répertoire d'environ une douzaine de recettes éprouvées et entrées en mémoire; elle utilise le wok et se sert du robot pour hacher les légumes et pour préparer les potages. Elle n'a pas encore de four à micro-ondes mais elle a l'intention d'en faire l'achat un jour ou l'autre.

Parmi ses mets favoris: repas préparé au wok avec du porc, des légumes, des fruits exotiques et des noix parce que facile à préparer, savoureux et variable à l'infini.

Le repas minute: une salade repas préparée avec des légumineuses, de belles verdures, du fromage de chèvre.

Les repas entre amis: les recettes de base cèdent la place aux plats de fantaisie. C'est avec joie qu'elle consacre son temps à cuisiner pour ces occasions particulières.

Un conseil aux autres femmes: mettez fin au cycle des régimes et vivez différemment sans toujours penser aux calories.

Un rêve pour l'an 2000: qu'il soit toujours facile de reconnaître les aliments et que la technologie respecte mieux l'environnement en orientant ses efforts de façon à relever efficacement le défi de nourrir une population mondiale toujours croissante plutôt que de se préoccuper d'abord de la transformation des aliments de base.

Gisèle a 30 ans, elle est mariée et n'a pas d'enfant.

Le travail et l'horaire des repas: Gisèle travaille à son compte à titre de diététiste-conseil en communication; elle a des horaires très variables et passe quelques soirs par semaine à travailler à la maison ou au bureau.

Elle s'adresse au grand public grâce à ses articles sur la nutrition dans les magazines *Coup de Pouce* et *L'Essentiel* et à ses chroniques télévisées à *Télé Coup de Pouce* sur les ondes de Quatre Saisons. Elle dirige également la revue professionnelle des diététistes du Québec.

Une de ses fonctions, qui consiste à faire la promotion de certains produits alimentaires, l'oblige à visiter plusieurs fois par semaine divers marchés d'alimentation, à essayer de nouveaux aliments et de nouvelles recettes.

Gisèle ne peut être pleinement efficace si elle ne prend pas trois repas par jour car son corps crie! Elle n'hésite pas à grignoter vers onze heures lorsqu'un déjeuner d'affaires l'oblige à manger un peu plus tard, ou à prendre une bouchée en fin d'après-midi ou en soirée lorsque le «carburant» fait défaut.

Son repas préféré: le soir parce qu'elle peut prolonger le repas à son gré…

Au restaurant: elle aime déguster des pâtes, des plats à base de crêpes ou encore des moules un ou deux soirs par semaine; le midi, elle opte pour de bonnes salades consistantes ou pour un plat du jour sans viande. Elle recherche avant tout les aliments qui sont un investissement pour la santé et pour le plaisir.

Les repas sans viande: elle prépare au moins un repas de légumineuses ou de tofu par semaine, un repas de pâtes avec fromage; elle mange du poisson tous les deux ou trois jours.

Les achats: elle fait le marché le samedi pour la semaine, souvent avec son mari, mais il arrive qu'il le fasse seul. L'été, elle aime se rendre au marché extérieur de fruits et de légumes; l'hiver, elle se contente du supermarché, de la fruiterie, de la poissonnerie et de la boulangerie.

Les raccourcis: elle consacre rarement plus de trente minutes à la préparation d'un repas de semaine; elle a conçu un répertoire de mets faciles à cuisiner; elle aime aussi les grillades et les légumes cuits à la vapeur dont les restes composent la base des salades pour le midi. Elle n'a pas de four à micro-ondes et n'éprouve pas le besoin d'en avoir un.

Parmi ses mets favoris: la darne de saumon grillée sans gras ajouté, accompagnée d'un légume: brocoli, chou-fleur, fèves de Lima ou haricots verts.

Le repas minute: le croque-monsieur sur pain de blé entier ou sur pain pita avec un rang de légumes et un autre de restes de volaille, le tout gratiné sous le gril.

Les repas entre amis: Gisèle aime beaucoup partager de beaux aliments avec ses amis; elle n'hésite pas à essayer de nouveaux plats et à privilégier les plats colorés et les créations de dernière minute en faisant participer les invités à la touche finale.

Un conseil aux autres femmes: laissez-vous tenter par des aliments-cadeau bien répartis sur la semaine, que ce soit un légume nouveau, un muffin différent, une petite botte de cresson, un beau fruit exotique, etc.

Un rêve pour l'an 2000: que tout le monde connaisse une véritable histoire d'amour avec les bons aliments, une relation de plaisir pur, sans remords!

Lison, 35 ans, a trois jeunes enfants: un garçon de 9 ans et deux filles de 7 et 3 ans.

Le travail et l'horaire des repas: diététiste de formation devenue femme au foyer, elle habite la campagne, fait beaucoup de sport, de couture et de bénévolat au comité de l'école, accepte du travail à la pige mais réserve la majeure partie de son temps à l'éducation de ses enfants.

Lison a toujours aimé travailler avec les aliments. Elle a cuisiné avec moi en coulisses pour soixante-dix-huit émissions télévisées de *Magazine Express* au début des années quatre-vingt; elle n'oublie jamais de manger trois fois par jour. L'horaire de ses enfants bousculant un peu le sien, elle mange souvent debout le midi et grignote l'après-midi en préparant le repas du soir.

Son repas préféré: elle préfère le repas du soir qu'elle trouve plus complet.

Au restaurant: elle y va une ou deux fois par mois et choisit de préférence des pâtes et un plat italien ou encore un menu nouvelle cuisine; elle adore prendre de trois à quatre heures pour manger en tête à tête, sans enfant...

Les achats: elle fait le marché une fois par semaine avec sa «puce», trouve tout dans un seul magasin; elle fait occasionnellement un détour pour se rendre dans un hypermarché et un magasin d'aliments naturels.

Les raccourcis: elle consacre de trente à soixante minutes par jour à la préparation des repas; elle aime les cuissons simples au four, dans une cocotte; elle prépare souvent des mets complets, genre pâté chinois, ce qui élimine le récurage des casseroles après le repas; elle utilise le four à micro-ondes pour cuire les légumes et le riz et pour réchauffer les aliments.

Parmi ses mets favoris: les pâtes, en particulier les lasagne, font ses délices. Elle apprécie beaucoup l'agneau, le lapin et le saumon.

Le repas minute: un repas au wok à base de filets de poulet, de fèves germées et de légumes croustillants, une fondue au fromage avec crudités variées et pain, un poisson en papillote avec du riz cuit au four à micro-ondes et une salade verte font partie de son répertoire de repas minute.

Les repas entre amis: elle aime servir une fondue chinoise, du lapin ou de l'agneau et elle couronne le tout avec «son» gâteau au fromage.

Un conseil aux autres femmes: organisez-vous mieux pour bien manger en ayant toujours à portée de la main de meilleurs aliments à grignoter: noix, yogourt, muffin, fruits frais, crudités.

Un rêve pour l'an 2000: voir sur le marché des mets cuisinés sans additifs et des viandes sans nitrates, et assister à l'expansion de la culture biologique.

Francine, 34 ans, est mariée et n'a pas d'enfant.

Le travail et l'horaire des repas: Francine exerce le métier de consultante en promotion alimentaire, travaille avec des manufacturiers d'aliments et élabore des campagnes de presse ainsi que des promotions en magasin. Son boulot exige de dix à onze heures de travail par jour, cinq jours par semaine.

Auteur du livre à succès *Initiation à la cuisine minceur* publié chez Multimodal en 1984, Francine admet franchement que cuisiner n'est pas son passe-temps favori; elle n'oublie pas pour autant de manger trois ou quatre fois par jour, réservant le grignotage pour la soirée, lorsqu'elle lit.

La journée commence par un bon petit déjeuner riche en protéines; œuf, céréales et lait ou fromage et pain accompagnés d'un fruit frais ou d'un jus. Pour le repas du midi, elle opte pour le restaurant ou pour le prêt-à-manger réchauffé dans le four à micro-ondes du bureau. Les soirs de semaine, elle mange à la maison un repas cuisiné par son mari.

Son repas préféré: le soir, sans hésitation, car elle a plus de temps pour se détendre.

Au restaurant: Francine prend un repas sur trois à l'extérieur, plus souvent le midi que le soir; elle aime la fine cuisine française, le café bistro, et elle achète volontiers un repas «dépanneur» de pâtes dans un restaurant italien.

Les repas sans viande: elle n'est pas une adepte du tofu mais elle apprécie les pois chiches et les autres plats de légumineuses; elle adore le poisson.

Les achats: son mari fait le marché dans un seul magasin toutes les deux semaines et elle complète le tout par des achats qu'elle fait après le travail à la boucherie, à la fruiterie et à la pâtisserie.

Les raccourcis: elle aime congeler des aliments pour gagner du temps; elle congèle en portions individuelles les plats qu'elle prépare pendant le week-end (chili, lasagne, etc.). Elle utilise le four à micro-ondes quotidiennement pour décongeler ou réchauffer certains plats.

Parmi ses mets favoris: elle avoue son faible pour les pâtes et les sauces aux fruits de mer maison.

Le repas minute: la soupe repas faite avec un bouillon de poulet ou de bœuf, des légumes, des restes de viande ou de poulet, et du fromage pour gratiner le tout.

Les repas entre amis: elle aime servir des plats inusités, des mets différents, des fruits et des légumes exotiques, des fruits de mer; elle varie beaucoup les menus selon la saison et l'inspiration.

Un conseil aux autres femmes: ne considérez pas les tâches alimentaires comme une obligation typiquement féminine; recherchez le partage des tâches!

Un rêve pour l'an 2000: voir naître une gamme d'aliments minute nourrissants et sans additifs; bénéficier de services de traiteurs maison mieux organisés et offrant un choix plus vaste d'aliments sains à coût moindre.

Suzette, 30 ans, a un fils de 18 mois.

Le travail et l'horaire des repas: Suzette travaille au Département de santé communautaire trois jours par semaine; elle collabore au programme de santé du cœur et négocie auprès des restaurateurs de la région afin qu'ils offrent des plats moins gras à leur clientèle. Elle participe aussi à l'organisation de conférences consacrées à l'éducation en matière de nutrition.

Elle trouve le temps de faire du ballet-jazz et de se promener avec son fils mais elle n'a pas beaucoup d'autres moments de libres.

Suzette mange trois repas par jour et elle grignote souvent un muffin ou un fruit au milieu de l'avant-midi. Elle apporte son repas du midi au travail, et le soir elle mange avec son fils vers cinq heures et demie tout en préparant pour son mari une assiette qu'il n'a qu'à réchauffer au four à micro-ondes lorsqu'il rentre tard du bureau.

Son repas préféré: elle aime tous les repas, mais elle privilégie le petit déjeuner parce qu'elle a alors vraiment faim et que ses deux hommes sont à ses côtés.

Au restaurant: environ une fois par mois; elle accorde sa préférence à la cuisine italienne.

Les achats: elle fait le marché une fois par semaine avec son fils; elle préfère les supermarchés qui offrent un généreux comptoir de poissons frais. Elle fait provision de graines au magasin d'aliments naturels et de certains légumes au marché.

Les raccourcis: elle considère le congélateur comme un atout précieux dans la cuisine; elle prépare des casseroles pendant le week-end lorsque son mari est là pour s'occuper de leur fils; elle multiplie les quantités et congèle une partie des plats cuisinés; elle utilise le four à micro-ondes pour la cuisson des légumes, du riz et des pommes de terre ainsi que pour réchauffer les plats cuisinés.

Parmi ses mets favoris: des filets de saumon grillés ou cuits au barbecue servis avec des asperges et un riz pilaf ou encore une casserole aux haricots rouges avec brocoli en salade.

Le repas minute: un spaghetti dernière minute: sauce décongelée au four à micro-ondes et pâtes fraîches qui prennent trois minutes à cuire.

Les repas entre amis: elle sert souvent un plat à base de volaille plus habillé que d'habitude, comme un poulet des Cornouailles à la sauce aux framboises par exemple. Elle aime servir un dessert de fête avec de superbes fruits de saison.

Un conseil aux autres femmes: ne vous compliquez pas la vie; cuisinez le plus simplement possible en découvrant graduellement de nouveaux aliments et de nouveaux mariages de saveurs.

Un rêve pour l'an 2000: que la société supporte mieux la femme au travail qui est aussi mère de jeunes enfants; que les services de garderie en milieu de travail se multiplient.

Lise, 31 ans, est célibataire.

Le travail et l'horaire des repas: elle est graphiste illustratrice à son compte; depuis huit ans elle travaille dans son atelier à la maison; elle assure la direction artistique d'une revue scolaire destinée aux élèves de l'élémentaire; elle essaie de travailler de neuf à cinq mais elle accepte volontiers de respecter les exigences des imprimeurs.

Lise mange trois repas par jour à heures fixes; elle qui était une grignoteuse du matin, elle a réglé la question en prenant un petit déjeuner plus consistant.

Au restaurant: elle fréquente rarement les restaurants et choisit des menus simples, pas trop épicés.

Les achats: comme elle n'est pas l'unique responsable de la cuisine, elle fait rarement les achats, sauf l'été lorsqu'elle prend goût à visiter les marchés extérieurs de fruits et légumes.

Les raccourcis: elle cuisine un repas sur trois, encourage les cuissons simples, planifie ses menus, utilise le congélateur et le four à micro-ondes pour décongeler les plats.

Parmi ses mets favoris: Lise aime beaucoup les quiches; elle réussit à merveille la pâte à tarte et s'amuse à varier les garnitures.

Le repas minute: le sandwich au fromage avec laitue.

Les repas entre amis: elle apprécie les repas où chaque invité apporte un plat; elle profite de l'occasion pour servir ses meilleures quiches.

Un conseil aux autres femmes: débarrassez-vous de votre obsession de la minceur, qui ne mène à rien.

Un rêve pour l'an 2000: qu'il y ait un meilleur partage des aliments entre les pays pauvres et les pays industrialisés; que les subventions de recherche soient consacrées à un tel objectif plutôt qu'à des cures cherchant à guérir des maladies dues à la suralimentation.

La valeur nutritive
des menus proposés

Pour plusieurs femmes, l'équilibre d'un menu est une notion abstraite ou encore un objectif difficile à évaluer. De fait, l'équilibre varie d'un menu à l'autre mais il résulte toujours d'une habile combinaison d'aliments différents. Un repas qui ne contient que des fruits ou que des légumes est incomplet; celui qui n'offre que des produits céréaliers l'est aussi. L'équilibre des menus proposés dans le livre est assuré par la présence systématique:

— d'un aliment riche en protéines comme le poisson, les légumineuses, le tofu, le fromage et la volaille;

— d'un ou de plusieurs légumes choisis pour leur riche contenu en vitamines et en minéraux;

— d'un ou de plusieurs grains entiers ou produits céréaliers comme le riz brun, le millet et le pain de blé entier;

— d'un ou de plusieurs fruits, de préférence frais et de saison.

L'équilibre consiste avant tout en une harmonisation des couleurs, des saveurs et des textures qui transforme quelques aliments en une source complète d'énergie et de plaisir. Pour la diététiste que je suis, c'est aussi un exercice de calculs pour vérifier si tous les éléments nutritifs sont présents dans les bonnes proportions.

Les trente menus de ce livre tentent d'offrir cette harmonie des goûts et des couleurs, et encore plus... Ils ont pour but d'améliorer le bilan nutritionnel de la femme. Ils ne sont pas uniquement bénéfiques pour la santé du cœur ou pour la prévention de l'ostéoporose ou du cancer; ils offrent aussi la possibilité d'améliorer la santé globale de la femme. Ils respectent de très près les principes diététiques mis de l'avant dans *Le défi alimentaire de la femme* et permettent de corriger les faiblesses de l'alimentation de la femme moderne.

Avant de passer à la cuisine, je propose un bref retour sur les points clés sur lesquels reposent la stratégie alimentaire adaptée à la femme ainsi que les menus que je lui propose.

Premier point: Il suffit à la femme de consommer une quantité adéquate d'aliments riches en trois minéraux clés, c'est-à-dire le fer, le calcium et le magnésium, pour satisfaire l'ensemble de ses besoins nutritionnels. Ainsi, lorsqu'elle augmente sa consommation d'aliments riches en fer, en calcium et en magnésium, elle réussit du même coup à récupérer plus de zinc, d'acide folique, de vitamine B_6, de fibres alimentaires et des autres éléments nutritifs essentiels à son bon fonctionnement.

Deuxième point: Il est inutile de calculer les calories contenues dans chaque repas! L'échec universellement reconnu des régimes amaigrissants en est la preuve flagrante! Par contre, la femme qui mange des aliments plus riches en fibres alimentaires et suffisamment de protéines satisfait son appétit sans absorber un surplus de calories. Cette approche peut à elle seule l'aider à retrouver un poids santé à long terme.

Troisième point: Il faut reconnaître que l'alimentation des hommes et des femmes d'aujourd'hui renferme trop de gras, quel qu'il soit. Pour allier la prévention des maladies du siècle à un équilibre alimentaire plus respectueux de notre écologie intérieure, le rationnement du gras est devenu le mot d'ordre.

L'élaboration des recettes et la planification des menus du livre ont été faites dans cet esprit en tenant compte des «quatre grandes priorités» d'une diététique douce pour les femmes, soit:

1. la diminution de la consommation totale de gras et un meilleur choix de matières grasses;

2. l'augmentation de la consommation d'aliments riches en fer et des éléments favorables à son absorption;

3. l'augmentation de la consommation d'aliments riches en calcium et des éléments favorables à son absorption;

4. l'augmentation de la consommation d'aliments riches en magnésium et des éléments favorables à son absorption.

Chaque priorité exige un choix judicieux d'aliments et un traitement culinaire approprié. Chaque recette et chaque menu du livre tend à respecter ces particularités.

Afin de ne pas surcharger le livre de chiffres, j'ai choisi de mettre uniquement en relief les éléments nutritifs qui découlent des quatre priorités. Tous les menus et toutes les recettes sont donc présentés avec leur teneur en gras, en fer, en calcium, en magnésium et en vitamine C.

Première priorité des menus proposés: fournir une quantité raisonnable de *bon* gras

Une consommation raisonnable de gras correspond pour les experts à une allocation quotidienne qui ne dépasse pas 30 % des calories de la journée, ce qui revient à dire que la consommation de gras est relative à la somme totale des calories absorbées au cours d'une journée. Plus une femme mange, plus elle peut se permettre de prendre des matières grasses et, inversement, moins elle mange, moins elle peut prendre de matières grasses.

En termes plus concrets:
- une femme qui mange normalement 1 500 calories par jour peut se permettre de prendre 450 calories provenant du gras, soit l'équivalent de 50 grammes de gras par jour.
- une femme qui mange normalement 1 800 calories par jour peut se permettre de prendre 540 calories provenant du gras, soit l'équivalent de 60 grammes de gras par jour.
- une femme qui mange normalement 2 100 calories par jour peut se permettre de prendre 630 calories provenant du gras, soit l'équivalent de 70 grammes de gras par jour.

Bien entendu, il n'est pas question de calculer sa consommation exacte de calories dans une journée pour établir sa propre norme! On n'a qu'à se référer aux chiffres mis en évidence par les enquêtes nord-américaines ayant étudié l'alimentation des femmes d'aujourd'hui. Pour un menu quotidien fournissant un apport moyen de 1 500 à 1 600 calories par jour, j'en arrive à la conclusion suivante:

la ration en gras acceptable pour une femme se situe entre 50 et 70 grammes par jour.

Si cette ration raisonnable convient pour une journée de trois repas ou plus, le menu d'un seul repas du midi ou du soir ne devrait pas fournir plus de 26 grammes de gras.

Les trente menus de ce livre se conforment à cette limite et fournissent entre 10 et 26 grammes de gras.

Ce livre permettant de connaître le contenu en gras de chaque recette, cela donne la possibilité de créer de nouveaux menus en mariant des recettes que l'on aime particulièrement, tout en respectant la ration totale d'un menu.

Quant au choix des matières grasses, les recettes du livre utilisent des gras peu ou pas transformés, aucun gras hydrogéné, des huiles polyinsaturées, telle l'huile de tournesol, qui fournissent les acides gras essentiels (aussi appelés vitamine F) et de l'huile monoinsaturée, telle l'huile d'olive.

- L'huile d'olive est utilisée pour la plupart des vinaigrettes maison;
- le beurre et l'huile de tournesol sont utilisés dans les autres préparations, en quantité très modérée.

Un menu qui inclut du pain parle bien entendu de pain non tartiné!

Les noix et les graines, les poissons gras, les fromages souvent allégés, le yogourt et le lait partiellement écrémé constituent les principales autres sources de gras présentes dans les menus.

Deuxième priorité des menus proposés: fournir une quantité adéquate de fer et en favoriser l'absorption

Le fer étant l'élément nutritif le plus souvent insuffisant dans l'alimentation de la femme de tout âge, il est essentiel qu'elle retrouve dans tous ses menus des aliments très riches en fer.

Les experts canadiens nous apprennent que les besoins quotidiens de la femme correspondent à:

14 mg de fer de la puberté à la ménopause;
20 mg de fer pendant la grossesse;
15 mg de fer pendant l'allaitement.

Pour satisfaire les besoins physiologiques de la femme qui n'attend pas un enfant, un repas du midi ou du soir devrait fournir au moins 5,6 mg de fer.

Vingt-neuf menus du livre fournissent entre 5,9 et 14,5 mg de fer; le trentième menu ne fournit que 4,8 mg de fer mais il s'agit d'un petit déjeuner.

Ce livre permettant de connaître le contenu en fer de chaque recette, cela donne la possibilité de créer de nouveaux menus riches en fer en mariant des recettes qui plaisent particulièrement et qui contiennent le plus de cet élément nutritif.

Plusieurs aliments ont été expressément utilisés dans les recettes afin que celles-ci puissent offrir un apport élevé en fer. Parmi les meilleurs pourvoyeurs de fer, on trouve les grains entiers, les légumes très verts mais souvent méconnus comme la bette à carde et le pak-choi (voir illustrations), le tofu, les légumineuses, le foie et les mollusques.

Quant à l'absorption du fer, elle est grandement favorisée par la présence à chaque repas d'au moins 75 mg de vitamine C.

Les trente menus de ce livre fournissent entre 75 et 253 mg de vitamine C.

Cet apport n'est pas vraiment difficile à obtenir lorsqu'on inclut à chaque repas aux moins deux légumes et un fruit. Les fruits et légumes ne contiennent pas tous beaucoup de vitamine C; ceux mis en valeur dans ce livre comptent parmi les meilleures sources tout en étant facilement disponibles la plupart du temps.

Troisième priorité des menus proposés: fournir une quantité adéquate de calcium et en favoriser l'absorption

Le calcium, qui a acquis une notoriété enviable au cours des dernières années, peut d'autant mieux bâtir une ossature forte et prévenir les problèmes d'ostéoporose lorsqu'il est consommé adéquatement dès la tendre enfance et pendant l'adolescence.

L'objectif à atteindre selon diverses recherches récentes correspond à:

au moins 800 mg de calcium par jour de 15 à 30 ans;
au moins 1 000 mg de calcium par jour après 30 ans;
au moins 1 200 mg de calcium par jour pendant la grossesse et l'allaitement.

Pour satisfaire ces besoins physiologiques hors des périodes de grossesse et d'allaitement, un repas du midi ou du soir devrait fournir entre 300 et 400 mg de calcium.

Vingt-cinq menus du livre fournissent entre 300 et 640 mg de calcium tandis que cinq menus n'en fournissent qu'autour de 200 mg.

Pour compenser l'écart entre l'apport de certains menus et les besoins en calcium, on peut prendre un verre de lait à la fin du repas, choisir un produit laitier à l'heure de la collation ou un autre aliment riche en calcium. Le supplément de calcium demeure toujours un dernier recours qu'il ne faut pas sous-estimer lorsqu'il y a intolérance ou aversion aux produits laitiers.

Ce livre permettant de connaître le contenu en calcium de chaque recette, cela permet de créer de nouveaux menus riches en calcium en mariant certaines recettes qui contiennent le plus de cet élément nutritif et que l'on aime particulièrement.

Quant à l'absorption du calcium, les menus du livre y contribuent en partie en fournissant une quantité modérée de protéines, une quantité infime de caféine et d'alcool. Il ne faudrait toutefois pas négliger l'activité physique, qui contribue grandement à maintenir la santé des os, de même que l'absorption d'au moins 100 UI de vitamine D par jour grâce au lait, aux poissons gras ou à un supplément. À surveiller!

Quatrième priorité des menus proposés: fournir une quantité adéquate de magnésium et en favoriser l'absorption

Le magnésium est assurément le dernier venu parmi les éléments nutritifs considérés comme importants et il demeure celui qui est le plus négligé dans nos assiettes et nos menus.

Pour maintenir un bon équilibre, en plus de prendre une ration quotidienne accrue de calcium, certains chercheurs recommandent à la femme d'absorber:

au moins 400 mg de magnésium par jour à tout âge.

Pour satisfaire cette exigence, un repas du midi ou du soir devrait fournir environ 160 mg de magnésium.

La plupart des menus du livre fournissent entre 160 et 300 mg de magnésium tandis que quatre menus en fournissent entre 140 et 160 mg.

Ce livre permettant de connaître le contenu en magnésium de chaque recette, cela permet de créer de nouveaux menus riches en magnésium en mariant certaines recettes les plus appréciées renfermant le plus de cet élément nutritif.

Les aliments qui contiennent beaucoup de magnésium sont les légumineuses et le tofu, les légumes très verts comme les épinards, la bette à carde et le pak-choi, les grains entiers, le germe de blé, les graines de sésame et de tournesol, les poissons et les mollusques.

Quant à l'absorption du magnésium, elle est favorisée dans les menus de ce livre par l'abondance de fruits et de légumes riches en vitamine C, une quantité modérée de protéines, une quantité minime de sucre et d'alcool.

La question des calories et des protéines

Même si le calcul systématique des calories s'avère inutile, connaître le contenu en calories des menus proposés peut en rassurer certaines.

Les analyses faites par ordinateur de chaque recette montrent que les trente menus fournissent entre 400 et 680 calories, la moyenne se situant autour de 590 calories par repas.

Compte tenu que la consommation actuelle des femmes tourne autour de 1 500 à 1 600 calories par jour, les calories fournies par les menus proposés ne provoquent aucun excès calorique, bien au contraire.

Quant aux protéines, les valeurs varient entre 20 et 40 grammes par repas, la moyenne se situant autour de 28 grammes de protéines par menu, ce qui correspond à plus du tiers des besoins d'une journée. Là encore, l'apport est adéquat, il assure un état de satiété jusqu'au prochain repas et il ne nuit pas à l'absorption du calcium.

menu 1

Un menu de fête qui met en vedette
de superbes fruits et légumes faciles à trouver
à longueur d'année, deux grains entiers qui se marient bien
et un dessert tout aussi joli que nutritif.

Chou de Chine et pamplemousse rose en salade
Filet de saumon aux herbes
Bulghur et riz brun en duo
Gâteau fondant aux légumes verts
Fantaisie à l'orange et à la caroube

Le repas complet renferme:
5,9 mg de fer
165 mg de magnésium
183 mg de calcium
204 mg de vitamine C
et seulement 19,6 g de gras

Chou de Chine et pamplemousse rose en salade

Ingrédients

1 pamplemousse rose
500 ml (2 tasses) de chou de Chine en fines lanières
30 ml (2 c. à table) de jus de pamplemousse
10 ml (2 c. à thé) d'huile d'olive
2 ml (1/2 c. à thé) de vinaigre d'estragon
2 ml (1/2 c. à thé) de jus de citron
2 ml (1/2 c. à thé) de moutarde de Dijon

Donne 4 portions

Mode de préparation

Peler le pamplemousse à vif et le tailler en segments à l'aide d'un couteau bien aiguisé en retirant soigneusement la peau qui recouvre chaque morceau.

Récupérer le jus de pamplemousse pour la vinaigrette. Mélanger dans un saladier le chou de Chine en lanières et les segments de pamplemousse. Dans un petit bol, mélanger tous les autres ingrédients et le jus de pamplemousse. Assaisonner au goût. Verser la vinaigrette sur la salade juste avant de servir.

Valeur nutritive d'une portion:
0,2 mg de fer
11 mg de magnésium
37 mg de calcium
38 mg de vitamine C
2,4 g de gras

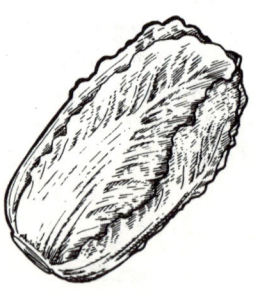

Chou de Chine

Filet de saumon aux herbes

Ingrédients

4 filets de saumon frais d'environ 1 cm (1/2 po) d'épaisseur
2 c. à thé (10 ml) d'huile d'olive ou de tournesol
Jus d'un citron
Quelques brindilles d'estragon frais, de fenouil ou de persil
Sel et poivre au goût

Donne 4 portions

Mode de préparation

Déposer le saumon dans une assiette à tarte en pyrex ou dans un plat allant au four à micro-ondes. Badigeonner le poisson d'huile à l'aide d'un pinceau. Saler, poivrer et arroser avec le jus de citron. Garnir avec des brindilles d'estragon ou d'autres fines herbes. Couvrir sans serrer de pellicule plastique convenant au four à micro-ondes. Cuire au four à micro-ondes de 5 à 6 minutes à allure maximale (100 %). Laisser reposer 2 minutes au four et servir.

Valeur nutritive d'une portion:
0,7 mg de fer
20 mg de magnésium
18 mg de calcium
13 mg de vitamine C
5,9 g de gras

Cette recette convient au flétan, à la truite, au turbot et à la sole pourvu que l'épaisseur du poisson soit de 1 cm (1/2 po). Pour un filet de poisson plus mince, cuire de 2 à 3 minutes et laisser reposer 2 minutes.

Bulghur et riz brun en duo

Ingrédients

125 ml (1/2 tasse) de riz basmati brun
125 ml (1/2 tasse) de bulghur à gros grains
500 ml (2 tasses) de fond de volaille ou de bouillon de poulet
1 oignon vert haché finement
Zeste d'un demi-citron fraîchement râpé
Romarin frais ou séché

Donne 4 portions

Mode de préparation

Réchauffer le fond de volaille au four à micro-ondes puis verser dans une casserole contenant le riz et le bulghur. Amener à ébullition puis réduire le feu. Couvrir et cuire à feu doux de 40 à 45 minutes ou jusqu'à ce que tout le liquide soit absorbé. Ajouter les oignons verts hachés, le zeste de citron et le romarin. Bien mélanger et servir.

Valeur nutritive d'une portion:
1,9 mg de fer
44 mg de magnésium
21 mg de calcium
2 mg de vitamine C
1,4 g de gras

Le riz basmati brun a meilleur goût que le riz brun régulier. Les grains se détachent en fin de cuisson au lieu de rester pris en pain comme le font certains autres riz bruns.

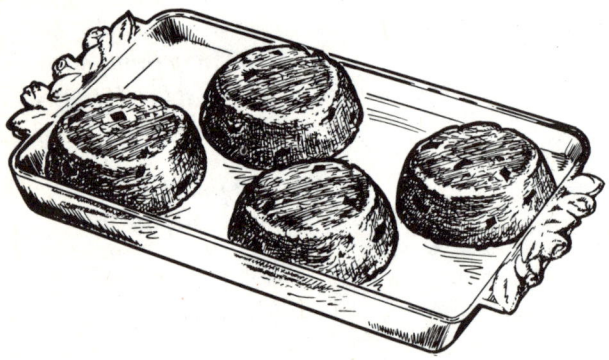

Gâteau fondant aux légumes verts

Gâteau fondant aux légumes verts

Ingrédients

1 petit ou la moitié d'un gros poivron rouge, en dés

10 ml (2 c. à thé) d'huile de tournesol

750 ml (3 tasses) de bettes à carde ou d'épinards, lavés, asséchés et
coupés en chiffonnade

375 ml (1 1/2 tasse) de pois verts frais ou décongelés

2 ml (1/2 c. à thé) d'origan séché

125 ml (1/2 tasse) de bouillon de poulet

Poivre fraîchement moulu

1 œuf très gros ou 2 petits, battus

Donne 4 portions

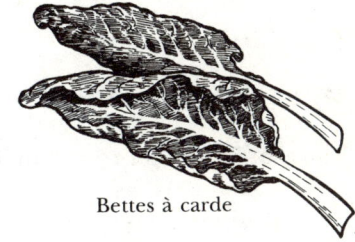

Bettes à carde

Mode de préparation

Dorer le poivron rouge dans l'huile à feu doux, puis laisser tiédir. Pendant ce temps, réduire en purée au robot ou au mélangeur les bettes à carde, les pois, l'origan, le bouillon de poulet, le sel et le poivre. Incorporer le poivron cuit à la purée de légumes verts puis ajouter les œufs battus.

Verser cette préparation dans 4 petits bols en pyrex d'une capacité de 125 ml (1/2 tasse) ou dans des ramequins bien huilés. Placer les bols dans un plat allant au four rempli d'eau chaude.

Cuire à 200 °C (400 °F) pendant environ 30 minutes ou jusqu'à ce que la lame d'un couteau en ressorte propre. Démouler délicatement sur une assiette au moment de servir.

Valeur nutritive d'une portion:

1,9 mg de fer

45 mg de magnésium

39 mg de calcium

65 mg de vitamine C

4,1 g de gras

31

Fantaisie à l'orange et à la caroube

Ingrédients de la croûte à la caroube

175 ml (3/4 tasse) de farine de blé entier à pâtisserie
30 ml (2 c. à table) de poudre de caroube bien tamisée
30 ml (2 c. à table) de cassonade foncée
30 ml (2 c. à table) d'huile de tournesol
1 œuf

Mode de préparation

Dans un bol ou au robot, mélanger légèrement la farine, la caroube et la cassonade. Dans un petit bol, battre l'œuf et l'huile ensemble. Ajouter graduellement ce mélange liquide aux ingrédients secs jusqu'à ce que le tout puisse former une boule.

Presser cette pâte dans le fond d'un moule à quiche de 19 cm (7 1/2 po) à parois amovibles. Travailler avec les doigts et remonter d'abord la pâte sur les bords du moule à une hauteur d'environ 2 cm (3/4 po). Bien égaliser le reste de la pâte et cuire au four à 200 °C (400 °F) environ 8 minutes. Laisser refroidir.

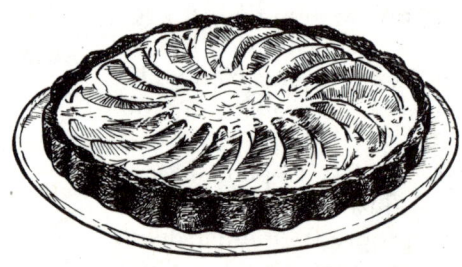

Ingrédients de la garniture à l'orange

4 belles oranges navels
15 ml (1 c. à table) d'eau froide
10 ml (2 c. à thé) de gélatine sans saveur
50 ml (1/4 tasse) d'eau bouillante
5 ml (1 c. à thé) de gingembre frais râpé
5 ml (1 c. à thé) de zeste frais de citron
15 ml (1 c. à table) de sucre blanc
125 ml (1/2 tasse) de jus d'orange surgelé, non dilué

Donne 6 portions

Mode de préparation

Peler les oranges à vif en retirant toute parcelle de peau blanche. Tailler chaque orange en segments à l'aide d'un couteau bien aiguisé et retirer soigneusement la peau qui recouvre chaque morceau (voir illustration). Mettre de côté.

Dans un bol, faire gonfler la gélatine dans l'eau froide environ 5 minutes. Verser l'eau bouillante sur la gélatine gonflée et mélanger pour bien dissoudre. Incorporer le sucre, le gingembre râpé, le zeste de citron et le concentré de jus d'orange. Bien mélanger et laisser prendre au réfrigérateur environ 15 à 20 minutes ou jusqu'à demi-consistance.

Lorsque la gélatine est prise à demi, assembler le tout. À l'aide d'une cuillère, recouvrir le fond de la tarte avec presque toute la préparation de gélatine en conservant environ 30 ml (2 c. à table) pour la dernière touche. Recouvrir avec les segments d'orange égouttés en les disposant en forme de fleur. Déposer délicatement le reste de la préparation de gélatine sur les morceaux d'orange pour les rendre luisants. Réfrigérer quelques heures avant de servir.

Valeur nutritive d'une portion:
1,2 mg de fer
45 mg de magnésium
68 mg de calcium
86 mg de vitamine C
5,8 g de gras

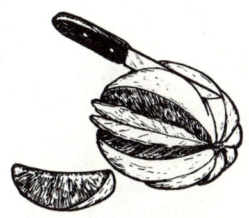

Comment couper
une orange

menu 2

Un menu ultra-facile à préparer qui enchante les yeux et le palais avec des saveurs nouvelles, de l'entrée au dessert.

Endive entière, sauce légère
Poulet en robe de santé
Millet parfumé aux pommes
Légumes des Balkans
Compote de cantaloup et de mangue

Le repas complet renferme:
10,2 mg de fer
283 mg de magnésium
363 mg de calcium
121 mg de vitamine C
et seulement 24 g de gras

Endive entière, sauce légère

Ingrédients

4 belles endives blanches ou roses
50 ml (1/4 tasse) de jus d'orange fraîchement pressé
10 à 15 ml (2 à 3 c. à thé) de cumin
125 ml (1/2 tasse) de yogourt nature
15 ml (1 c. à table) d'huile d'olive
Sel et poivre au goût

Donne 4 portions

Mode de préparation

S'il y a lieu, retirer les feuilles meurtries des endives et éponger les endives entières avec un linge humide. (Une douche d'eau froide plus importante fait ressortir l'amertume de ce légume.) Déposer chaque endive dans une assiette à salade individuelle.

Dans un bol, bien mélanger le jus d'orange, le cumin, le yogourt et l'huile d'olive. Assaisonner au goût. (Si la saveur du cumin n'est pas familière, n'utiliser que la petite quantité.)

Verser la sauce dans 4 petits bols de verre et déposer sur l'assiette à salade à côté de l'endive.

Tremper la pointe de l'endive dans la sauce et croquer comme une pomme jusqu'à ce que l'endive soit toute dévorée!

Valeur nutritive d'une portion:
3,5 mg de fer*
31 mg de magnésium
123 mg de calcium
6 mg de vitamine C
4,9 g de gras
* Le fer ne vient pas de l'endive mais plutôt du cumin qui parfume la sauce!

J'ai découvert cette merveilleuse façon de servir l'endive chez sœur Berthe il y a des années. La vinaigrette à l'huile était alors relevée au pastis… une autre agréable variante.

Poulet en robe de santé

Ingrédients

4 demi-poitrines de poulet (450 g/1 lb) désossées, sans peau
80 ml (1/3 tasse) de graines de sésame non décortiquées
80 ml (1/3 tasse) de germe de blé
80 ml (1/3 tasse) de persil frais coupé finement
15 ml (1 c. à table) de thym séché
15 ml (1 c. à table) de moutarde de Dijon
15 ml (1 c. à table) d'huile d'olive
80 ml (1/3 tasse) de yogourt nature

Donne 4 portions

Mode de préparation

Retirer tout le gras visible des demi-poitrines de poulet; mettre de côté. Dans un bol, mélanger à la fourchette les 6 ingrédients suivants et déposer sur un carré de papier ciré. Verser le yogourt dans une assiette.

Tremper chaque morceau de poulet dans le yogourt puis enrober du mélange de graines. Déposer les morceaux de poulet ainsi enrobés dans un plat allant au four. Cuire à 350 °F (180 °C) de 15 à 20 minutes environ.

Valeur nutritive d'une portion:
4,8 mg de fer
105 mg de magnésium
200 mg de calcium
8 mg de vitamine C
11,9 g de gras

Millet parfumé aux pommes

Ingrédients

250 ml (1 tasse) de millet non cuit
10 ml (2 c. à thé) d'huile d'olive
125 ml (1/2 tasse) d'oignon coupé finement
1 gousse d'ail pressée
1 ml (1/4 c. à thé) de cannelle
1 ml (1/4 c. à thé) de curcuma
625 ml (2 1/2 tasses) de jus de pomme
1 pomme pelée et taillée en cubes

Donne 4 portions

Mode de préparation

Dans une casserole, dorer l'oignon et l'ail à feu doux pendant quelques minutes. Ajouter le millet; mélanger et dorer encore quelques minutes. Ajouter les épices et le jus de pomme. Laisser mijoter à feu doux environ 25 minutes. Lorsque le liquide est presque tout absorbé, ajouter les cubes de pomme et laisser cuire 5 minutes de plus. Servir bien chaud.

Valeur nutritive d'une portion:
2,7 mg de fer
75 mg de magnésium
25 mg de calcium
5 mg de vitamine C
3,4 g de gras

Légumes des Balkans

Ingrédients

125 ml (1/2 tasse) de bouillon ou de consommé de bœuf
30 ml (2 c. à table) d'huile d'olive
7 ml (1 1/2 c. à thé) d'estragon
7 ml (1 1/2 c. à thé) de sarriette
1 grosse gousse d'ail écrasée
1/2 feuille de laurier
Poivre au goût
2 ml (1/2 c. à thé) de sel
500 ml (2 tasses) de chou-fleur en morceaux
1/4 d'aubergine italienne en morceaux de 1 cm (1/2 po)
250 ml (1 tasse) de choux de Bruxelles
250 ml (1 tasse) de carottes tranchées finement
250 ml (1 tasse) d'oignons tranchés finement
250 ml (1 tasse) de navet en tranches de 5 mm (1/4 po)
1 poivron vert tranché finement
1 tomate coupée en sections ou
6 petites tomates coupées en deux

Donne de 6 à 8 portions

Mode de préparation

Placer tous les légumes dans un grand plat allant au four. Dans une petite casserole, mélanger le bouillon, l'huile, les herbes et l'ail. Cuire à feu moyen 5 minutes et verser sur les légumes. Cuire à couvert à 350 °F (180 °C) de 45 à 60 minutes.

Valeur nutritive d'une portion:
1 mg de fer
19 mg de magnésium
44 mg de calcium
48 mg de vitamine C
3,7 g de gras

Compote de cantaloup et de mangue

Ingrédients

1 cantaloup
1 mangue bien mûre
30 ml (2 c. à table) de jus de limette
10 ml (2 c. à thé) de miel
2 ml (1/2 c. à thé) de gingembre moulu

Donne de 4 à 6 portions

Comment couper une mangue

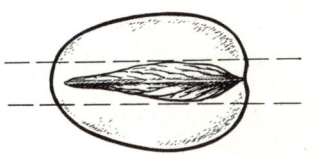

Mode de préparation

Dans un bol de service de taille moyenne, mélanger le jus de limette, le miel et le gingembre.

Tailler la chair du cantaloup en petites boules et la mangue en cubes (voir illustration).

Incorporer les fruits à la sauce et macérer au réfrigérateur de 15 minutes à 2 heures avant de servir.

Valeur nutritive d'une portion:
0,6 mg de fer
10 mg de magnésium
14 mg de calcium
49 mg de vitamine C
0,3 g de gras

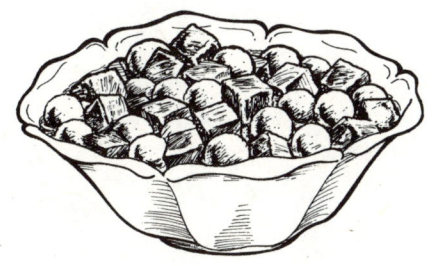

menu 3

Un menu sans viande qui n'est pas dépourvu
de bonnes protéines puisque le plat principal en fournit
15 grammes tout en camouflant à merveille le célèbre tofu!

Salade de poivrons rouges
Flan au tofu et au brocoli
Pain pita de blé entier
Coupe de fruits cambodgienne

Le repas complet renferme:
6,6 mg de fer
141 mg de magnésium
364 mg de calcium
155 mg de vitamine C
et seulement 23,2 g de gras

Salade de poivrons rouges

Ingrédients

2 poivrons rouges bien fermes
45 ml (3 c. à table) d'huile d'olive
15 ml (1 c. à table) de vinaigre de vin rouge
5 ml (1 c. à thé) de moutarde de Dijon
Sel et poivre

Donne 4 portions

Mode de préparation

Bien laver et assécher les poivrons. À l'aide d'un couteau bien aiguisé ou du robot, tailler le poivron en fines lamelles.

Dans un saladier, délayer la moutarde de Dijon dans le vinaigre de vin. Incorporer graduellement l'huile d'olive et assaisonner au goût.

Incorporer les poivrons en lamelles à la vinaigrette; bien mélanger. Si désiré, laisser macérer de 15 à 20 minutes avant de servir. Si le temps fait défaut, servir aussitôt.

Valeur nutritive d'une portion:
0,5 mg de fer
7 mg de magnésium
3 mg de calcium
70 mg de vitamine C
10 g de gras

Flan au tofu et au brocoli

Ingrédients

350 g (12 oz) de tofu nature, en morceaux
3 œufs
80 ml (1/3 tasse) de lait évaporé
125 ml (1/2 tasse) de gruyère râpé
Sel et poivre au goût
Une pincée de muscade
15 ml (1 c. à table) de beurre
3 oignons verts émincés
1/2 poivron rouge haché
500 ml (2 tasses) de brocoli en petites bouchées, cuit *al dente*
15 ml (1 c. à table) de parmesan râpé
15 ml (1 c. à table) de persil frais haché

Donne 6 portions

Mode de préparation

Préchauffer le four à 180 °C (350 °F). Dans la jarre du robot ou du mélangeur, mettre le tofu, les œufs, le lait évaporé, le gruyère râpé, le sel, le poivre et la muscade. Battre jusqu'à ce que le mélange soit mousseux.

Dans un poêlon, faire fondre le beurre et y faire dorer les oignons verts et le poivron rouge de 3 à 4 minutes.

Mélanger ensemble la préparation au tofu, les légumes sautés au beurre et le brocoli. Verser dans une assiette à tarte en pyrex. Garnir de parmesan et de persil. Cuire environ 30 minutes.

Valeur nutritive d'une portion:
4,2 mg de fer
80 mg de magnésium
293 mg de calcium
45 mg de vitamine C
12 g de gras

46

Coupe de fruits cambodgienne

Ingrédients

1 gros pamplemousse rose pelé à vif, en bouchées
1 grosse orange pelée à vif, en quartiers
375 ml (1 1/2 tasse) d'ananas frais, en bouchées
ou
1 boîte de 398 ml (14 oz) d'ananas en morceaux, sans sucre, égoutté
1 boîte de 540 ml (19 oz) de litchis égouttés
Jus d'une limette
Quelques feuilles de coriandre fraîche ou quelques tranches de limette

Donne environ 6 portions

Mode de préparation

Dans un grand bol, mélanger délicatement le pamplemousse, l'orange, les ananas et les litchis. Arroser de jus de limette. Réfrigérer pendant au moins 1 heure pour que la saveur se développe.

Servir dans des coupes en garnissant de coriandre ou de limette.

Valeur nutritive d'une portion:
0,6 mg de fer
14 mg de magnésium
19 mg de calcium
40 mg de vitamine C
0,2 g de gras

On trouve de la coriandre fraîche dans les boutiques asiatiques et dans certaines fruiteries.

Litchis

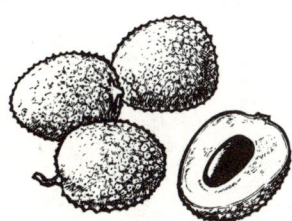

menu 4

Un repas léger qui donne la vedette à une soupe savoureuse,
débordante de protéines et de minéraux.

Salade d'endives et de poires
Potage aux trois lentilles
Petit pain de blé entier grillé
Mousse en gelée à la banane et à l'orange
Sauce au yogourt

Le repas complet renferme:
7 mg de fer
159 mg de magnésium
200 mg de calcium
98 mg de vitamine C
et seulement 10,6 g de gras

Salade d'endives et de poires

Ingrédients

4 petites ou 2 grosses endives
1 poire mûre, en tranches minces
30 ml (2 c. à table) de pignons grillés
15 ml (1 c. à table) de vinaigrette maison* faite à l'huile pressée à froid
   (d'olive, de noix ou de tournesol)

Donne 4 portions

Mode de préparation

Effeuiller les endives et les placer dans un bol à salade. Ajouter les tranches de poire. Parsemer de pignons grillés et arroser de vinaigrette. Mélanger bien et servir.

Valeur nutritive d'une portion:
0,6 mg de fer
19 mg de magnésium
31 mg de calcium
5 mg de vitamine C
4,8 g de gras

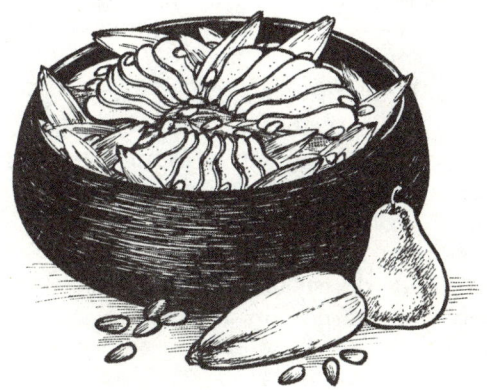

---

* Voir recette page 58.

Potage aux trois lentilles

Ingrédients

250 ml (1 tasse) de lentilles mélangées (brunes, vertes, orange)
1 litre (4 tasses) de bouillon de légumes ou d'eau
1 feuille de laurier
2 ml (1/2 c. à thé) de sauge séchée
15 ml (1 c. à table) d'huile d'olive
2 gousses d'ail émincées
1 oignon rouge émincé
2 grosses tomates fraîches en morceaux
30 ml (2 c. à table) de menthe fraîche hachée finement
Sel et poivre au goût
Quelques feuilles de menthe fraîche

Donne 4 portions

Mode de préparation

Dans une casserole, déposer les lentilles, le bouillon (ou l'eau), la feuille de laurier et la sauge. Couvrir et laisser mijoter pendant environ 30 minutes, jusqu'à ce que les lentilles soient tendres.

Chauffer l'huile d'olive dans un poêlon et faire sauter l'ail avec l'oignon. Ajouter les tomates, laisser mijoter 10 minutes et retirer du feu.

Incorporer le mélange de légumes aux lentilles. Ajouter la menthe hachée et assaisonner au goût de sel et de poivre. Réchauffer, servir et garnir de feuilles de menthe.

Valeur nutritive d'une portion:
4,8 mg de fer
63 mg de magnésium
42 mg de calcium
15 mg de vitamine C
4 g de gras

Mousse en gelée à la banane et à l'orange

Ingrédients

1 grosse banane mûre
50 ml (1/4 tasse) d'eau froide
1 sachet de gélatine sans saveur
250 ml (1 tasse) d'eau bouillante
180 ml (6 oz) de jus d'orange partiellement décongelé, non sucré
  et non dilué
1/2 banane
125 ml (1/2 tasse) de yogourt nature

Donne 4 portions

Mode de préparation

Trancher la banane et déposer dans le fond d'un plat de service ou d'une coupe à dessert.

Verser l'eau froide dans la jarre du mélangeur. Saupoudrer avec la gélatine et laisser gonfler pendant quelques minutes. Verser l'eau bouillante et mélanger. Verser le jus d'orange et la demi-banane. Mélanger de nouveau. Verser sur les tranches de banane. Réfrigérer jusqu'à ce que la consistance soit ferme.

Au moment de servir, ajouter 2 bonnes cuillerées à table de yogourt nature sur chaque portion.

Valeur nutritive d'une portion:
0,3 mg de fer
37 mg de magnésium
78 mg de calcium
77 mg de vitamine C
0,8 g de gras

menu 5

*Un repas toute saison, vite fait, qui présente
une nouvelle verdure, la bette à carde, et une autre
délicieuse salade de pois chiches!*

**Potage aux légumes très verts
Salade de pois chiches et de maïs en grains
Pain pita de blé entier
Glace aux framboises et au miel**

*Le repas complet renferme:
8,6 mg de fer
238 mg de magnésium
363 mg de calcium
99 mg de vitamine C
et seulement 20,7 g de gras*

Potage aux légumes très verts

Ingrédients

15 ml (1 c. à table) d'huile d'olive
15 ml (1 c. à table) de beurre non salé
250 ml (1 tasse) ou 2 oignons tranchés finement
1 litre (4 tasses) de fond de volaille ou de bouillon de poulet
750 ml (3 tasses) de pois verts frais ou surgelés
750 g (1 1/2 lb) de bettes à carde
Jus d'un demi-citron
Menthe poivrée fraîche, coupée finement

Donne 6 portions

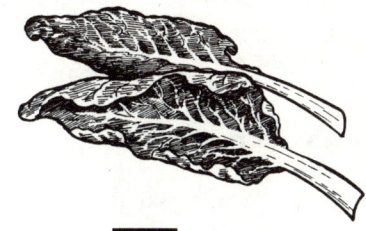

Bettes à carde

Mode de préparation

Laver et assécher les feuilles de bettes à carde; tailler les côtes blanches et ne conserver que la partie verte pour cette soupe.

    Dans une grande casserole, fondre le beurre et ajouter l'huile. Dorer les oignons jusqu'à ce qu'ils soient transparents en remuant de temps en temps. Ajouter le fond de volaille et les pois verts; amener à ébullition. Réduire le feu et mijoter environ 8 minutes. Ajouter les bettes à carde, mélanger et amener à ébullition. Retirer du feu et réduire en purée à l'aide du robot ou du mélangeur. Verser de nouveau dans la casserole et ajouter le jus d'un demi-citron. Vérifier l'assaisonnement et saupoudrer de menthe poivrée finement coupée. Servir.

Valeur nutritive d'une portion:
3,7 mg de fer
123 mg de magnésium
96 mg de calcium
70 mg de vitamine C
5,8 g de gras

À défaut de bettes à carde, utiliser la même quantité d'épinards frais.

Salade de pois chiches et de maïs en grains

Ingrédients

500 ml (2 tasses) de pois chiches cuits ou en conserve, égouttés
250 g (8 3/4 oz) de maïs en grains égoutté
250 ml (1 tasse) de céleri coupé finement
125 ml (1/2 tasse) d'oignon coupé finement
30 ml (2 c. à table) de poivron rouge taillé en dés
50 ml (1/4 tasse) de poivron vert taillé en dés

Mode de préparation

Dans un grand saladier, mélanger tous les ingrédients. Préparer une vinaigrette maison (voir ci-après) et bien mélanger avec les autres ingrédients. Macérer au réfrigérateur ou servir immédiatement.

Valeur nutritive d'une portion:
2,9 mg de fer
54 mg de magnésium
57 mg de calcium
20 mg de vitamine C
12,7 g de gras

Ingrédients de la vinaigrette maison

45 ml (3 c. à table) d'huile d'olive
15 ml (1 c. à table) de vinaigre à l'estragon
5 ml (1 c. à thé) de moutarde de Dijon
Sel et poivre au goût

Donne 4 portions

Mode de préparation

Dans un petit bol, bien mélanger la moutarde de Dijon et le vinaigre d'estragon. Ajouter l'huile et continuer de bien mélanger. Saler et poivrer au goût.

Glace aux framboises et au miel

Ingrédients

250 ml (1 tasse) de lait évaporé à 2 %
250 ml (1 tasse) de framboises fraîches ou congelées sans sucre
50 ml (1/4 tasse) de miel
1 œuf

Donne 5 portions de 125 ml (1/2 tasse)

Mode de préparation

Mettre tous les ingrédients dans un bol et bien mélanger à l'aide d'un fouet. Verser la préparation dans une sorbetière et suivre les directives du manufacturier pour obtenir la consistance de la crème glacée (environ 20 minutes).

  Décorer chaque portion avec des tranches de kiwi, de banane ou d'orange ou servir sur un coulis de fruit.

Valeur nutritive d'une portion:
0,7 mg de fer
21 mg de magnésium
161 mg de calcium
9 mg de vitamine C
1,2 g de gras

Cette glace peut être préparée avec une variété de fruits frais ou congelés. Remplacer les framboises par des fraises, des bleuets, des pommes en purée, des kiwis ou des pêches pour obtenir des saveurs différentes.
Cette recette peut aussi se faire sans sorbetière (voir recette de la glace veloutée à l'orange à la page 190).

menu 6

Ces pâtes à lasagne farcies à la ricotta ne laissent personne indifférent. J'en fais un repas d'amis que j'habille avec le coulis de poivrons rouges, la salade en fête et la jolie gelée.

Endives, cresson et clémentines en salade
Rouelles de lasagne aux épinards
Peperonata
Pain de blé entier
Gelée de fruits mûrs au nuage de yogourt vanille

Le repas complet renferme:
6,1 mg de fer
154 mg de magnésium
296 mg de calcium
138 mg de vitamine C
et seulement 24,2 g de gras

Rouelles de lasagne aux épinards

Ingrédients

140 g (5 oz) d'épinards frais, lavés, asséchés et finement hachés
30 ml (2 c. à table) de parmesan
250 ml (1 tasse) de fromage cottage
Une pincée de muscade
Sel et poivre au goût
625 ml (2 1/2 tasses) de sauce tomate maison ou de peperonata
   (coulis de poivrons rouges)
8 lasagne aux épinards

Donne 4 portions

Mode de préparation

Déposer le fromage cottage dans le mélangeur ou le robot culinaire et réduire en purée lisse. Ajouter le parmesan, les épinards hachés finement et la muscade. Assaisonner au goût. Tartiner chaque lasagne avec 30 à 45 ml (2 à 3 c. à table) du mélange. Enrouler la lasagne en rouelles et déposer dans une assiette de pyrex peu profonde. Recouvrir les 8 rouelles de sauce tomate (voir recette à la page 75) ou de poivrons rouges. Cuire dans le four à 180 °C (350 °F) de 20 à 30 minutes.

Valeur nutritive d'une portion:
4,2 mg de fer
85 mg de magnésium
158 mg de calcium
66 mg de vitamine C
12 g de gras

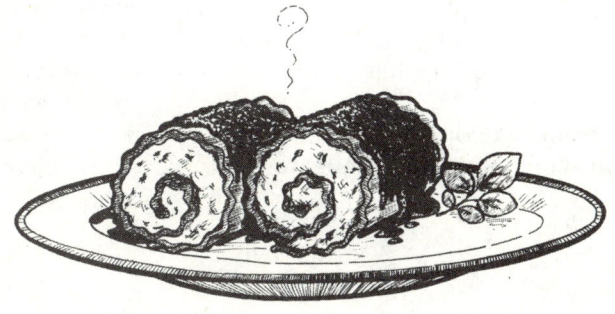

Peperonata

Ingrédients

125 ml (1/2 tasse) d'huile d'olive
125 ml (1/2 tasse) de beurre
1 kg (2 1/2 lb) d'oignons émincés (environ
    14 oignons)
3 kg (7 lb) de poivrons rouges émincés (environ
    24-25 poivrons)
4,5 kg (10 1/2 lb) de tomates sans peau et sans
    pépins, hachées grossièrement (environ
    36 tomates selon la grosseur)
90 ml (6 c. à table) de vinaigre d'estragon
90 ml (6 c. à table) de vinaigre de thym
Poivre fraîchement moulu et sel au goût

Donne 11 litres (44 tasses)

Mode de préparation

Chauffer l'huile et le beurre dans un grand chaudron; faire revenir les oignons à feu modéré jusqu'à ce qu'ils ramollissent et deviennent translucides mais sans les faire brunir. Ajouter le poivron et mélanger. Verser le vinaigre et assaisonner le tout. Couvrir et laisser cuire jusqu'à ce que le poivron devienne tendre. Ajouter les tomates. Bien mélanger. Découvrir et cuire à feu lent environ 30 minutes.

Refroidir et congeler dans des sacs de congélation d'une capacité de quelques tasses par sac.

Valeur nutritive
de 50 ml (1/4 tasse):
0,4 mg de fer
6 mg de magnésium
5 mg de calcium
40 mg de vitamine C
1,3 g de gras

Mon mari prépare chaque année cette superbe sauce d'origine italienne à la mi-septembre lorsque les poivrons se vendent pour une chanson ou presque… Les quantités indiquées nous fournissent de la sauce tout l'hiver mais on peut facilement les réduire. Je fais décongeler un sac de 500 ml (2 tasses) au four à micro-ondes et je sers cette sauce avec des pâtes, du riz brun, du poisson ou des légumineuses.
Pour faire le «coulis», je verse la sauce au mélangeur pour obtenir une consistance très lisse.

Gelée de fruits mûrs au nuage de yogourt vanille

Ingrédients

1 sachet de gélatine sans saveur
50 ml (1/4 tasse) de concentré de jus de pomme décongelé
250 ml (1 tasse) de jus de raisin blanc
1 banane mûre
1 poire mûre
30 ml (2 c. à table) de jus de citron
125 ml (1/2 tasse) de yogourt nature
5 ml (1 c. à thé) de vanille

Donne 4 portions

Mode de préparation

Dans un grand bol, verser le concentré de jus de pomme. Saupoudrer la gélatine et laisser gonfler. Chauffer le jus de raisin et verser sur la gélatine; remuer pour bien dissoudre.

Au robot ou au mélangeur, réduire les fruits en purée lisse; ajouter le jus de citron. Verser sur la préparation de gélatine et bien mélanger. Réfrigérer pendant quelques heures jusqu'à consistance ferme.

Mélanger le yogourt nature et la vanille au moment de servir et déposer un nuage de cette sauce sur chaque portion.

Valeur nutritive d'une portion:
0,5 mg de fer
26 mg de magnésium
57 mg de calcium
8 mg de vitamine C
0,9 g de gras

menu 7

*Un repas léger aux couleurs de l'été, vite préparé,
riche en minéraux et en protéines.*

**Potage de légumes du jardin
Sandwich rafraîchissant aux sardines et au cresson
Tranche de pastèque au naturel**

*Le repas complet renferme:
6,5 mg de fer
173 mg de magnésium
505 mg de calcium
123 mg de vitamine C
et seulement 15 g de gras*

Potage de légumes du jardin

Ingrédients

500 ml (2 tasses) de feuilles d'épinards bien tassées
3 pommes de terre pelées
3 carottes pelées
250 ml (1 tasse) de haricots verts ou jaunes
1 oignon ou 1 poireau tranché
2 petites tiges de brocoli
750 ml (3 tasses) de fond de volaille
15 à 30 ml (1 à 2 c. à table) de persil frais haché
1 feuille de laurier
Sel et poivre au goût
5 ml (1 c. à thé) de basilic et de thym
250 ml (1 tasse) de lait à 2 %

Donne 5 ou 6 portions

Mode de préparation

Dans une casserole, mijoter à couvert les légumes, le fond de volaille et les fines herbes à feu doux, jusqu'à ce que tous les légumes soient tendres, de 20 à 30 minutes. Enlever la feuille de laurier et, à l'aide du robot culinaire ou du mélangeur, réduire la préparation en purée bien lisse. Remettre le tout dans la casserole et ajouter le lait. Servir aussitôt.

Valeur nutritive d'une portion:
2 mg de fer
65 mg de magnésium
122 mg de calcium
71 mg de vitamine C
2 g de gras

Sandwich rafraîchissant aux sardines et au cresson

Ingrédients

2 tranches de pain multigrains
5 ml (1 c. à thé) de mayonnaise
75 g (2 1/2 oz) de sardines à l'eau égouttées
Quelques gouttes de jus de limette ou de citron
Poivre noir fraîchement moulu
125 ml (1/2 tasse) de cresson
Quelques brins d'aneth frais

Donne 1 portion

Mode de préparation

Tartiner une tranche de pain avec la mayonnaise. Garnir cette tranche avec les sardines. Arroser d'un peu de jus de limette ou de citron; poivrer. Recouvrir de cresson bien lavé et asséché et d'aneth si désiré. Couvrir avec la deuxième tranche de pain.

Valeur nutritive d'une portion:
3,7 mg de fer
57 mg de magnésium
346 mg de calcium
8 mg de vitamine C
13 g de gras

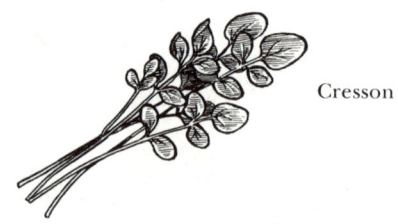

Cresson

menu 8

*Un menu qui regorge de couleurs, de saveurs et de textures.
La terrine chaude fournit 15 grammes de protéines,
soit autant que deux œufs frais.*

Salade d'épinards et de clémentines
Terrine chaude de fromage et de courgettes
Sauce tomate maison
Cari de chou-fleur
Poires en soleil

Le repas complet renferme:
8,6 mg de fer
240 mg de magnésium
418 mg de calcium
152 mg de vitamine C
et seulement 23,4 g de gras

Salade d'épinards et de clémentines

Ingrédients

1/2 botte ou 1/2 sac de 300 g (10 oz) d'épinards lavés et asséchés
1 endive effeuillée
10 ml (2 c. à thé) de graines de sésame non décortiquées
2 clémentines en quartiers
30 ml (2 c. à table) de vinaigrette maison* faite avec huile d'olive,
    vinaigrette de vin à l'estragon, jus de citron, moutarde et herbes

Donne 4 portions

Mode de préparation

Couper et jeter les tiges des feuilles d'épinards, déchirer les feuilles trop grandes, disposer avec l'endive dans un saladier, ajouter les quartiers de clémentine et saupoudrer des graines de sésame. Arroser de vinaigrette.

Valeur nutritive d'une portion:

2,3 mg de fer
66 mg de magnésium
104 mg de calcium
38 mg de vitamine C
3,3 g de gras

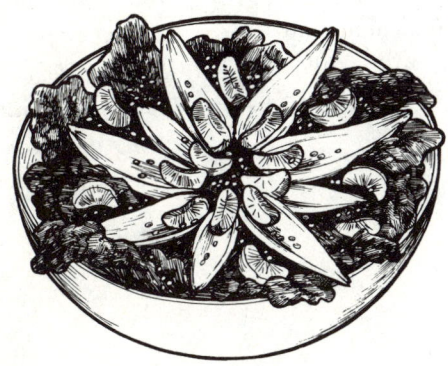

_____
* Voir recette page 58.

Terrine chaude de fromage et de courgettes

Ingrédients

500 ml (2 tasses) de flocons d'avoine non cuits
750 ml (3 tasses) de courgettes râpées
125 ml (1/2 tasse) de fromage cheddar allégé en gras (4 % de m.g.)
125 ml (1/2 tasse) de germe de blé
2 œufs battus
125 ml (1/2 tasse) d'oignons hachés
15 ml (1 c. à table) d'huile de tournesol
125 ml (1/2 tasse) de graines de tournesol grillées
1 ml (1/4 c. à thé) de muscade
5 ml (1 c. à thé) de sel

Donne 6 portions

Mode de préparation

Chauffer le four à 190 °C (375 °F). Dorer l'oignon dans l'huile. Ajouter les autres ingrédients et presser dans un plat allant au four. Cuire 30 minutes. Servir avec une sauce tomate maison, environ 50 ml (1/4 tasse) par portion.

Valeur nutritive d'une portion:
2,9 mg de fer
102 mg de magnésium
137 mg de calcium
7 mg de vitamine C
12,5 g de gras

Sauce tomate maison

Ingrédients

330 ml (1 1/3 tasse) d'huile d'olive
1,5 litre (6 tasses) d'oignons hachés
500 ml (2 tasses) d'oignons verts hachés
16 gousses d'ail émincées
9 kg (20 lb) de tomates fraîches, pelées et coupées en morceaux
Sel et poivre
30 ml (2 c. à table) d'origan frais
10 ml (2 c. à thé) de romarin frais
1,5 litre (6 tasses) de vin rouge

Donne 11 litres (44 tasses)

Mode de préparation

Dorer l'ail et l'oignon dans l'huile. Ajouter les tomates et les autres ingrédients. Amener à ébullition. Réduire le feu. Mijoter à couvert pendant 1 heure. Écraser. Mijoter 30 minutes de plus. Ajouter les assaisonnements. Refroidir et congeler dans des sacs à congélation.

*Valeur nutritive
de 50 ml (1/4 tasse):
0,4 mg de fer
8 mg de magnésium
8 mg de calcium
23 mg de vitamine C
1,8 g de gras*

Voici une recette d'automne à faire lorsque les tomates ne sont pas chères. Congeler par portion représentant la quantité nécessaire pour un repas. Superbe avec les pâtes aux épinards, haricots rouges ou autre casserole de grains entiers. Hors saison, le coulis de tomates fraîches (voir p. 152) peut également être utilisé.

Cari de chou-fleur

Ingrédients

30 ml (2 c. à table) d'huile de tournesol
2 oignons émincés
1 gousse d'ail écrasée
15 ml (1 c. à table) de poudre de cari
5 ml (1 c. à thé) de curcuma en poudre
1 chou-fleur taillé en fleurettes
4 carottes tranchées
15 ml (1 c. à table) de concentré de tomate
175 ml (3/4 tasse) de bouillon de poulet
175 ml (3/4 tasse) de yogourt nature
15 ml (1 c. à table) de persil frais haché

Donne 4 portions

Mode de préparation

Dans une casserole à fond épais, chauffer l'huile et y faire dorer l'oignon et l'ail pendant 5 minutes. Ajouter le cari et le curcuma et cuire 2 minutes de plus.

Ajouter le chou-fleur, les carottes, le concentré de tomate et le bouillon. Couvrir et laisser mijoter de 15 à 20 minutes.

Tout juste avant de servir, ajouter le yogourt et le persil. Bien mélanger.

Valeur nutritive d'une portion:
1,9 mg de fer
39 mg de magnésium
139 mg de calcium
58 mg de vitamine C
5 g de gras

Poires en soleil

Ingrédients

4 poires mûres
1 limette
1 mangue moyenne

Donne 4 portions

Mode de préparation

Peler et tailler les poires en morceaux, déposer dans un bol et réserver.

Peler la mangue, tailler en morceaux et déposer dans le robot ou le mélangeur.

Presser le jus de la limette et verser la moitié sur les morceaux de poire et l'autre moitié dans le mélangeur. Réduire la mangue en une purée bien lisse.

Au moment de servir, recouvrir le fond de 4 assiettes avec le coulis de mangue. Déposer ensuite les morceaux de poire en forme de marguerite sur le coulis. Garnir d'une feuille de menthe fraîche si désiré.

Valeur nutritive d'une portion:
1,1 mg de fer
15 mg de magnésium
30 mg de calcium
26 mg de vitamine C
0,8 g de gras

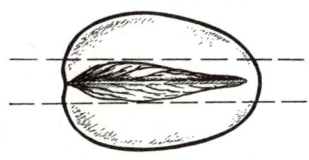

Comment couper une mangue

menu 9

Un menu très riche en magnésium grâce à la bette à carde,
au poisson, au riz brun et au millet.
Des aliments à savourer et à adopter!

Bettes à carde au naturel
Darne de poisson au fenouil
Riz brun et amandes grillées
Gâteau de millet à l'ancienne, sauce à l'orange

Le repas complet renferme:
6,1 mg de fer
308 mg de magnésium
206 mg de calcium
68 mg de vitamine C
et seulement 15,2 g de gras

Bettes à carde au naturel

Ingrédients

1 botte de bettes à carde
Jus de citron
Sel et poivre

Donne 4 portions

Mode de préparation

Laver les feuilles de bettes à carde et égoutter. Couper les tiges et mettre de côté au réfrigérateur. Placer les feuilles dans une marguerite au-dessus de l'eau bouillante et cuire à la vapeur environ 10 minutes. Asperger de jus de citron et assaisonner. Servir aussitôt.

Valeur nutritive d'une portion:
1,3 mg de fer
59 mg de magnésium
38 mg de calcium
30 mg de vitamine C
0,2 g de gras

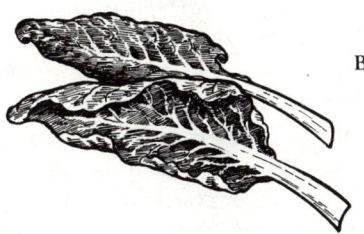

Bettes à carde

Darnes de poisson au fenouil

Ingrédients

15 ml (1 c. à table) d'huile d'olive
1 bulbe de fenouil émincé
1 oignon émincé
1 boîte de 398 ml (14 oz) de tomates, égouttées et brisées
125 ml (1/2 tasse) de vin blanc sec ou de bouillon de poulet
2 feuilles de laurier
Sel et poivre au goût
4 darnes de flétan, de doré de mer ou de saumon de 120 g (4 oz) chacune
    ayant 2,5 cm (1 po) d'épaisseur
Poivre noir frais moulu

Donne 4 portions

Mode de préparation

Préchauffer le four à 220 °C (425 °F). Dans un poêlon, faire chauffer l'huile et y faire revenir le fenouil et l'oignon de 4 à 5 minutes. Déposer ces légumes dans un plat allant au four de 17 x 25 cm (7 x 10 po) environ.

Ajouter les tomates, le vin blanc, le laurier, le sel et le poivre. Mélanger délicatement.

Déposer les darnes sur ce mélange. Assaisonner le poisson de poivre noir frais moulu. Cuire environ 30 minutes ou jusqu'à ce que le poisson s'effeuille à la fourchette. Servir les darnes garnies du mélange de fenouil.

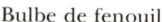

Valeur nutritive d'une portion:
1,6 mg de fer
113 mg de magnésium
84 mg de calcium
13 mg de vitamine C
6,3 g de gras

Bulbe de fenouil

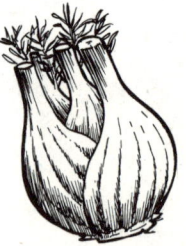

Riz brun et amandes grillées

Ingrédients

250 ml (1 tasse) de riz basmati brun
500 ml (2 tasses) d'eau de cuisson de légumes
2 ml (1/2 c. à thé) de cardamome
50 ml (1/4 tasse) de dattes coupées finement
50 ml (1/4 tasse) d'amandes entières, hachées finement
30 ml (2 c. à table) de germe de blé
Sel et poivre au goût

Donne 4 portions

Mode de préparation

Étendre les amandes hachées sur une tôle à biscuits et griller au four quelques minutes seulement. Retirer du feu et laisser en attente.

Dans une casserole, verser l'eau de cuisson de légumes et ajouter le riz. Amener à ébullition, réduire le feu et laisser cuire environ 45 minutes ou jusqu'à ce que le liquide soit bien absorbé. Incorporer les dattes, les amandes grillées, la cardamome et le germe de blé; bien mélanger. Goûter avant d'assaisonner davantage avec du sel et du poivre.

Valeur nutritive d'une portion:
1,2 mg de fer
72 mg de magnésium
29 mg de calcium
3,1 g de gras

Le riz basmati brun a meilleur goût que le riz brun régulier. Les grains se détachent en fin de cuisson au lieu de rester pris en pain comme le font certains autres riz bruns. La cardamome est une épice à saveur de citron. Si on ne la trouve pas, on peut la remplacer par du zeste de citron ou d'orange.

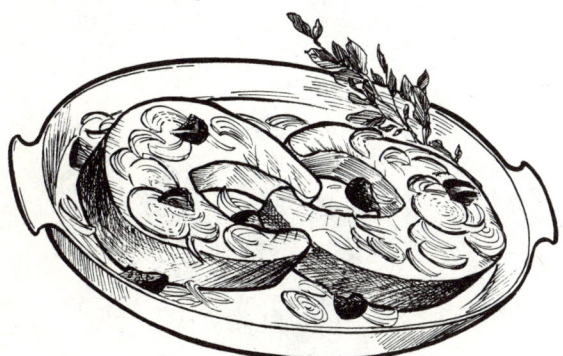

Darnes de poisson au fenouil

Gâteau de millet à l'ancienne, sauce à l'orange

Ingrédients

Gâteau:
125 ml (1/2 tasse) de millet non cuit
2 œufs battus
15 ml (1 c. à table) de miel
50 ml (1/4 tasse) de lait à 2 %
50 ml (1/4 tasse) de jus d'orange
50 ml (1/4 tasse) de fruits secs hachés (abricots, dattes, raisins secs, etc.)
30 ml (2 c. à table) d'amandes moulues
5 ml (1 c. à thé) de vanille
2 ml (1/2 c. à thé) d'extrait d'orange pur (facultatif)
Zeste d'orange

Sauce:
125 ml (1/2 tasse) de jus d'orange
15 ml (1 c. à table) de miel
10 ml (2 c. à thé) de fécule de maïs

Donne 4 portions

Mode de préparation

Cuire le millet, à la manière du riz, dans 375 ml (1 1/2 tasse) d'eau bouillante légèrement salée, de 20 à 25 minutes ou jusqu'à ce que le liquide soit absorbé.

Dans un grand bol, déposer le millet cuit. Incorporer tous les autres ingrédients du gâteau. Bien mélanger.

Étendre le mélange dans un plat graissé de 20 cm (8 po) de diamètre allant au four ou dans 4 ramequins de 8 cm (3 po) de diamètre légèrement graissés. Cuire au four à 180 °C (350 °F), sur la grille du centre, pendant environ 30 minutes.

Dans une petite casserole, déposer le jus d'orange et le miel. Amener à ébullition. Retirer du feu. Délayer la fécule de maïs dans un peu d'eau froide et l'incorporer au jus d'orange. Cuire sur feu moyen quelques secondes en remuant constamment jusqu'à épaississement.

Servir le gâteau dans 4 coupes à dessert ou renverser les ramequins sur de petites assiettes.

Verser la sauce sur chaque portion. Décorer de morceaux d'orange.

Valeur nutritive d'une portion:
2 mg de fer
64 mg de magnésium
55 mg de calcium
24 mg de vitamine C
5,6 g de gras

Si le millet est déjà cuit, en utiliser alors 500 ml (2 tasses) et commencer à la deuxième étape du mode de préparation.

menu 10

Un petit déjeuner digne des matins de grandes randonnées,
très fortifiant avec plus de 25 g de protéines.
Le son d'avoine est aussi de la partie pour augmenter
la ration de fibres solubles dites anti-cholestérol!

Cantaloup en quartier de lune
Céréales gourmandes
Muffin à l'avoine et aux pommes
Café au lait

Le repas complet renferme:
4,8 mg de fer
197 mg de magnésium
372 mg de calcium
104 mg de vitamine C
16,3 g de gras

Céréales gourmandes

Ingrédients

375 ml (1 1/2 tasse) de flocons d'avoine
45 ml (3 c. à table) de son d'avoine
250 ml (1 tasse) de jus de pomme
45 ml (3 c. à table) d'amandes non mondées
125 ml (1/2 tasse) de yogourt nature
125 ml (1/2 tasse) de fromage cottage à 2 %
375 ml (1 1/2 tasse) de fraises fraîches, tranchées, ou autres petits fruits
   de saison

Donne 3 portions

Mode de préparation

Mélanger les flocons d'avoine, le son d'avoine et le jus de pomme.

Dans le mélangeur ou le robot, hacher les amandes. Ajouter le yogourt et le fromage cottage, et rendre bien homogène.

Diviser les céréales dans trois bols. Garnir du mélange de yogourt et de fraises. Servir immédiatement.

Valeur nutritive d'une portion:

3 mg de fer
119 mg de magnésium
159 mg de calcium
43 mg de vitamine C
9 g de gras

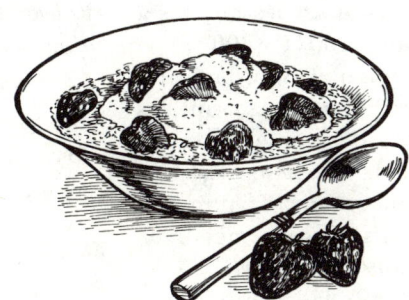

Muffins à l'avoine et aux pommes

Ingrédients

175 ml (3/4 tasse) d'eau bouillante
125 ml (1/2 tasse) de flocons d'avoine
125 ml (1/2 tasse) de son d'avoine
250 ml (1 tasse) de farine de blé entier
15 ml (1 c. à table) de poudre à pâte
2 ml (1/2 c. à thé) de sel
50 ml (1/4 tasse) de poudre de lait écrémé
50 ml (1/4 tasse) de germe de blé
50 ml (1/4 tasse) de graines de sésame entières
2 œufs
50 ml (1/4 tasse) de mélasse
50 ml (1/4 tasse) d'eau froide
30 ml (2 c. à table) d'huile de tournesol
250 ml (1 tasse) de pommes non pelées, lavées et coupées en petits
    morceaux

Donne 12 muffins

Mode de préparation

Verser l'eau bouillante sur les flocons et le son d'avoine et laisser tiédir. Graisser les moules à muffins et chauffer le four à 200 °C (400 °F).

Dans un grand bol, mélanger la farine avec tous les autres ingrédients secs, sauf les graines de sésame. Battre ensemble les œufs, l'huile, l'eau froide et la mélasse. Ajouter l'avoine tiède, puis les morceaux de pomme. Incorporer les ingrédients secs et mélanger juste assez pour bien humecter le tout.

Verser dans les moules. Saupoudrer de graines de sésame. Cuire de 20 à 25 minutes. Servir chaud.

Valeur nutritive
d'un muffin:
1,5 mg de fer
49 mg de magnésium
76 mg de calcium
5,4 g de gras

menu 11

*Un repas toute saison qui fait plaisir aux amateurs de crêpes
et satisfait les bons appétits grâce aux lentilles
et au fromage ricotta.*

Brocoli en salade tiède
Crêpes de blé entier farcies aux lentilles
Carottes du jardin en rondelles
Yogourt aux bananes et aux amandes

Le repas complet renferme:
5,6 mg de fer
146 mg de magnésium
454 mg de calcium
120 mg de vitamine C
et seulement 25 g de gras

Brocoli en salade tiède

Ingrédients

2 tiges de brocoli frais (environ 500 g/1 lb)
45 ml (3 c. à table) d'huile d'olive de première pression
5 ml (1 c. à thé) de moutarde de Dijon
30 ml (2 c. à table) de vinaigre de vin
Sel et poivre au goût

Donne 4 portions

Mode de préparation

Laver le brocoli, jeter 5 cm (2 po) de tiges et tailler le reste en petites fleurs et en bâtonnets. Cuire à la vapeur ou au four à micro-ondes quelques minutes seulement de façon à avoir un brocoli vert et encore assez ferme.

Pendant la cuisson, préparer la vinaigrette dans le fond d'un saladier. Délayer la moutarde dans le vinaigre de vin. Incorporer l'huile d'olive, le sel et le poivre; bien mélanger.

Déposer le brocoli chaud dans le saladier. Mélanger et servir aussitôt.

Valeur nutritive d'une portion:
1,1 mg de fer
29 mg de magnésium
56 mg de calcium
106 mg de vitamine C
11 g de gras

Crêpes de blé entier
farcies aux lentilles

Ingrédients

Farce:
1 petit oignon haché
1 gousse d'ail hachée
15 ml (1 c. à table) d'huile d'olive ou de tournesol
625 ml (2 1/2 tasses) de champignons en gros dés
375 ml (1 1/2 tasse) de lentilles vertes ou brunes cuites ou
     en conserve, égouttées
5 ml (1 c. à thé) de thym séché
5 ml (1 c. à thé) de marjolaine séchée
2 ml (1/2 c. à thé) de sel
1 ml (1/4 c. à thé) de poivre fraîchement moulu
1/4 de feuille de laurier écrasée
250 ml (1 tasse) de fromage ricotta

Donne 4 portions

Appareil à crêpes:
1 œuf
300 ml (1 1/4 tasse) de lait écrémé
250 ml (1 tasse) de farine de blé entier
Une pincée de sel
5 ml (1 c. à thé) d'huile de tournesol

Donne de 4 à 6 crêpes

Mode de préparation de la farce

Faire ramollir l'oignon et l'ail dans l'huile. Ajouter les champignons, les lentilles, les herbes et les assaisonnements et cuire quelques minutes. Ajouter le fromage ricotta. Farcir chaque crêpe avec 250 ml (1 tasse) de cette garniture.

Valeur nutritive d'une crêpe farcie:
3,7 mg de fer
53 mg de magnésium
147 mg de calcium
3 mg de vitamine C
7,8 g de gras

Mode de préparation des crêpes

Battre ensemble l'œuf, le lait et l'huile. Incorporer la farine et le sel en battant. Laisser reposer 15 minutes. Déposer une couche de mélange à crêpes dans une crêpière ou un poêlon en téflon. Bien étaler la pâte pour obtenir un diamètre d'environ 20 cm (8 po). Cuire de 2 à 3 minutes. Retourner la crêpe et cuire 2 minutes de plus. Farcir avec la garniture. Servir chaud.

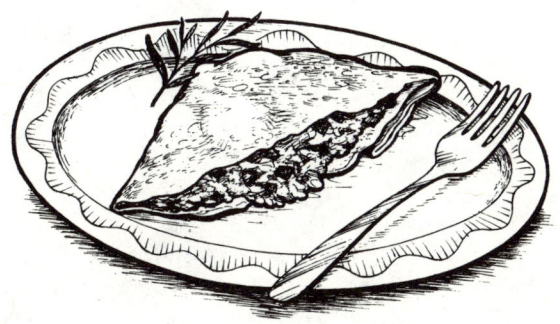

Yogourt aux bananes et aux amandes

Ingrédients

500 ml (2 tasses) de yogourt nature
1 banane tranchée finement
50 ml (1/4 tasse) d'amandes en lamelles, grillées

Donne 4 portions

Mode de préparation

Mélanger tous les ingrédients ensemble. Servir
en garnissant avec un peu d'amandes.

*Valeur nutritive
d'une portion:
0,5 mg de fer
53 mg de magnésium
232 mg de calcium
4 mg de vitamine C
6,2 g de gras*

menu 12

Un repas qui célèbre la récolte des beaux légumes.
Le plat principal sans viande n'a rien à envier
à cette dernière puisqu'il fournit des protéines et du fer
en quantité bien respectable!

Potage au chou rouge et aux poireaux
Gâteau d'épinards et de riz brun
Haricots verts en fête
Poires au fromage frais parfumé à la vanille

Le repas complet renferme:
8,4 mg de fer
205 mg de magnésium
604 mg de calcium
et seulement 24 g de gras

Potage au chou rouge et aux poireaux

Ingrédients

2 gros poireaux (environ 1 litre (4 tasses)
30 ml (2 c. à table) de beurre doux
250 ml (1 tasse) de chou rouge haché grossièrement
2 gousses d'ail écrasées
1 grosse pomme de terre pelée et hachée grossièrement
500 ml (2 tasses) de bouillon de poulet
125 ml (1/2 tasse) de chou rouge émincé
Poivre au goût

Donne 4 portions

Mode de préparation

Tailler 125 ml (1/2 tasse) de poireau en julienne et hacher le reste grossièrement. Faire fondre 30 ml (2 c. à table) de beurre dans une casserole à fond épais et y faire cuire le poireau et le chou hachés, l'ail et la pomme de terre pendant environ 15 minutes.

Ajouter le bouillon et porter le tout à ébullition. Baisser le feu, couvrir et laisser mijoter 3 minutes. Réduire en purée au mélangeur, puis remettre dans la casserole, bien réchauffer et assaisonner.

Dans un poêlon, sauter le chou émincé et la julienne de poireau dans le reste du beurre, tout juste assez pour réveiller la couleur des légumes. Servir le potage dans de grands bols et garnir avec les légumes sautés.

Valeur nutritive d'une portion:
2,7 mg de fer
44 mg de magnésium
86 mg de calcium
33 mg de vitamine C
6,8 g de gras

Gâteau d'épinards et de riz brun

Ingrédients

500 ml (2 tasses) de riz brun cuit
375 ml (1 1/2 tasse) de cheddar allégé (4 % de m.g.), râpé
5 œufs battus
60 ml (4 c. à table) de persil frais haché
5 ml (1 c. à thé) de sel
2 oignons verts hachés
500 g (1 lb) d'épinards frais, lavés, égouttés et hachés (de la bette à carde peut aussi être utilisée)
15 ml (1 c. à table) d'huile de tournesol
60 ml (4 c. à table) de germe de blé
Marjolaine et cerfeuil au goût

Donne 6 portions

Mode de préparation

Mélanger le riz et le fromage. Ajouter les œufs, le persil, la marjolaine, le cerfeuil et le sel. Mélanger épinards et oignons verts et ajouter au mélange de riz et de fromage. Verser dans un moule à quiche ou à tarte de 25 cm (10 po) de diamètre. Garnir de germe de blé mélangé à l'huile de tournesol. Cuire à 180 °C (350 °F) de 40 à 45 minutes.

Valeur nutritive d'une portion:
3 mg de fer
104 mg de magnésium
357 mg de calcium
26 mg de vitamine C
4,6 g de gras

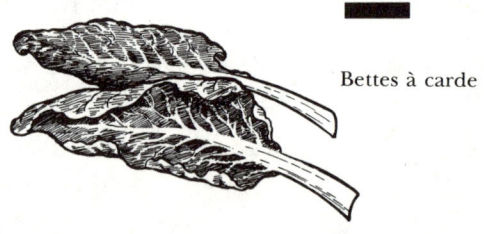

Bettes à carde

Haricots verts en fête

Ingrédients

10 à 12 abricots secs entiers, taillés en allumettes
5 ml (1 c. à thé) de zeste d'orange
500 g (1 lb) de haricots verts entiers, frais ou surgelés
50 ml (1/4 tasse) de noix de Grenoble, en morceaux
15 ml (1 c. à table) de jus d'orange
15 ml (1 c. à table) d'huile d'olive
5 ml (1 c. à thé) de miel liquide
Sel et poivre au goût

Donne 4 portions

Mode de préparation

Faire cuire les haricots *al dente*. Une minute avant la fin de la cuisson, ajouter les abricots et le zeste d'orange.

Bien mélanger ensemble le jus d'orange, l'huile d'olive, le miel, le sel et le poivre. Verser cette vinaigrette sur le mélange de haricots et d'abricots. Avant de servir, ajouter les noix et mélanger délicatement.

Valeur nutritive d'une portion:
2,2 mg de fer
49 mg de magnésium
66 mg de calcium
32 mg de vitamine C
8,5 g de gras

Poires au fromage frais parfumé à la vanille

Ingrédients

2 poires mûres coupées en deux et évidées
30 ml (2 c. à table) de jus de lime frais
125 ml (1/2 tasse) de fromage ricotta
5 ml (1 c. à thé) de vanille
5 ml (1 c. à thé) de gingembre frais râpé
15 ml (1 c. à table) de pacanes ou de pistaches hachées finement

Donne 4 portions

Mode de préparation

Badigeonner la surface coupée des poires avec 15 ml (1 c. à table) de jus de lime. Mélanger le fromage, le reste du jus de lime, la vanille et le gingembre. Déposer le tout dans les moitiés de poire. Garnir de noix hachées.

Valeur nutritive d'une portion:
0,4 mg de fer
8 mg de magnésium
95 mg de calcium
6 mg de vitamine C

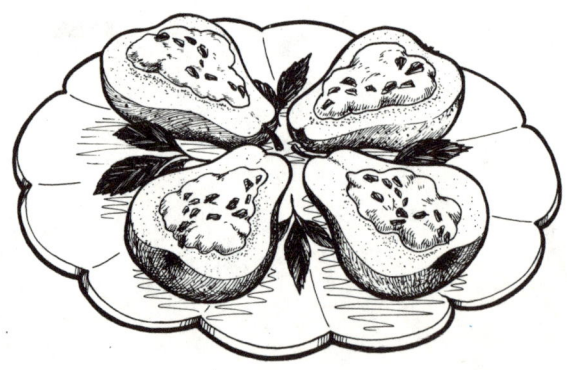

menu 13

*Une belle occasion de cuisiner le poisson au four à micro-ondes:
une préparation ultra-simple et un résultat supersavoureux.*

**Crudités du marché
Poisson minute à l'orientale
Pilaf de riz brun aux légumes
Brocoli à l'orange
Gâteau à l'ancienne au tofu et aux amandes**

*Le repas complet renferme:
7 mg de fer
269 mg de magnésium
294 mg de calcium
175 mg de vitamine C
et seulement 22,7 g de gras*

Poisson minute à l'orientale

Ingrédients

30 ml (2 c. à table) de sauce tamari allégée en sel*
30 ml (2 c. à table) d'eau
15 ml (1 c. à table) d'huile de tournesol
1 gousse d'ail émincée
Gingembre frais râpé au goût
500 g (1 lb) de filets ou de darnes de poisson blanc
    (sole, flétan, morue, aiglefin)

Donne 4 portions

Mode de préparation

Dans un plat peu profond allant au four à micro-ondes, mélanger tous les ingrédients sauf le poisson. Ajouter les morceaux de poisson et laisser macérer quelques minutes à la température ambiante. Recouvrir de pellicule plastique et cuire environ 5 minutes au four à micro-ondes, à allure élevée (100 %), ou jusqu'à ce que la chair du poisson soit opaque et qu'elle s'effeuille facilement.

    On peut également faire cuire au four à 220 °C (425 °F) environ 10 minutes par 2,5 cm (1 po) d'épaisseur.

Valeur nutritive d'une portion:
1,2 mg de fer
99 mg de magnésium
57 mg de calcium
6 g de gras

Un succès garanti! Mon mari a pris confiance en son habileté à cuisiner le poisson depuis qu'il a fait cette recette!

* On trouve habituellement cette version naturelle et moins salée de la sauce soya dans les magasins d'aliments naturels.

Pilaf de riz brun aux légumes

Ingrédients

250 ml (1 tasse) de riz basmati brun
375 ml (1 1/2 tasse) de bouillon de légumes ou de poulet chaud
2 ml (1/2 c. à thé) de sel
1 pomme pelée, évidée et hachée
5 ml (1 c. à thé) de jus de pomme
15 ml (1 c. à table) de poudre de cari
500 g (1 lb) de tomates pelées, épépinées et hachées
1 petit oignon haché finement
1 gousse d'ail écrasée

Donne 4 portions

Mode de préparation

Ramollir l'oignon et l'ail dans un peu de bouillon de légumes pendant 3 ou 4 minutes. Ajouter le reste des ingrédients sauf les pommes. Couvrir et cuire à feu doux environ 45 minutes. Ajouter la pomme hachée, couvrir et continuer la cuisson jusqu'à ce que le riz ait absorbé tout le liquide.

Valeur nutritive d'une portion:
1,7 mg de fer
54 mg de magnésium
36 mg de calcium
22 mg de vitamine C
1,2 g de gras

Brocoli à l'orange

Ingrédients

15 ml (1 c. à table) d'huile d'olive
500 ml (2 tasses) de brocoli en fleurettes
50 ml (1/4 tasse) d'eau
5 ml (1 c. à thé) de miel
50 ml (1/4 tasse) de jus d'orange fraîchement pressé
10 ml (2 c. à thé) de beurre
5 ml (1 c. à thé) de jus de citron
1/2 orange pelée et coupée en rondelles

Donne 4 portions

Mode de préparation

Chauffer l'huile d'olive dans un poêlon. Faire dorer le brocoli de 1 à 2 minutes. Ajouter l'eau. Baisser le feu à médium et couvrir. Cuire environ 2 minutes en remuant de temps à autre.

Mêler le miel et le jus d'orange et incorporer au brocoli. Remuer à découvert 2 minutes de plus à feu élevé. Ajouter le beurre, le jus de citron et les suprêmes d'orange coupés en morceaux.

Valeur nutritive d'une portion:
0,5 mg de fer
15 mg de magnésium
31 mg de calcium
59 mg de vitamine C
5,5 g de gras

Gâteau à l'ancienne au tofu et aux amandes

Ingrédients

250 g (1/2 lb) de tofu
50 ml (1/4 tasse) d'amandes émondées, moulues
80 ml (1/3 tasse) de raisins secs
2 jaunes d'œufs
50 ml (1/4 tasse) de miel liquide
175 ml (3/4 tasse) de lait
2 blancs d'œufs
30 ml (2 c. à table) de sucre
50 ml (1/4 tasse) d'amandes effilées

Donne 6 portions

Mode de préparation

Dans un bol, émietter le tofu le plus finement possible. Ajouter les amandes et les raisins secs. Mélanger du bout des doigts.

Dans un autre plat, battre les jaunes d'œufs, le miel et le lait. Incorporer au premier mélange et bien battre à vitesse lente pendant 1 minute.

Déposer la préparation dans un plat de 20 cm (8 po) de diamètre allant au four, légèrement graissé.

Battre les blancs d'œufs et le sucre jusqu'à l'obtention d'une meringue ferme et luisante.

Recouvrir le gâteau de cette meringue. Cuire au four à 125 °C (300 °F) pendant 45 minutes.

Retirer du four. Garnir d'amandes effilées. Servir chaud ou froid.

Valeur nutritive d'une portion:
3 mg de fer
81 mg de magnésium
122 mg de calcium
1 mg de vitamine C
10 g de gras

Les amandes peuvent être moulues ou réduites en poudre par petites quantités à l'aide du mélangeur électrique ou du moulin à café.

menu 14

Un repas de mer à la ville, une soupe non seulement divine de saveur mais débordante de fer!

Petits farcis au concombre
Marmite de fruits de mer
Pain de blé entier
Papaye au coulis de framboises
Carré express au sésame

Le repas complet renferme:
11 mg de fer
187 mg de magnésium
278 mg de calcium
81 mg de vitamine C
et seulement 25,2 g de gras

Petits farcis au concombre

Ingrédients

2 concombres de 250 g (1/2 lb) chacun
2 carottes
12 gros radis
30 ml (2 c. à table) d'huile d'olive
10 ml (2 c. à thé) de jus de citron
Sel et poivre au goût

Donne 4 demi-concombres

Mode de préparation

Peler et couper les concombres dans le sens de la longueur. Enlever les graines. Râper grossièrement les carottes et les radis. Arroser de la vinaigrette et mélanger. Farcir les concombres de ce mélange. Couper les concombres en deux tronçons.

Valeur nutritive d'une portion:

0,6 mg de fer

23 mg de magnésium

33 mg de calcium

15 mg de vitamine C

7 g de gras

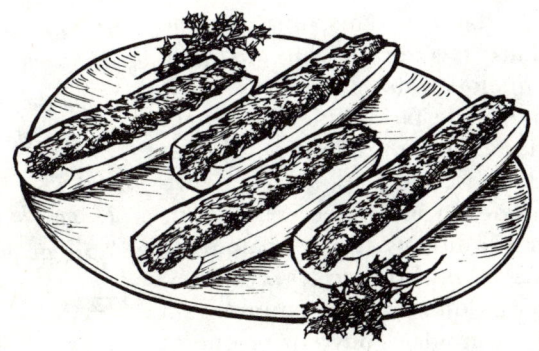

Marmite de fruits de mer

Ingrédients

30 ml (2 c. à table) de beurre
2 poireaux tranchés
2 branches de céleri tranchées
30 ml (2 c. à table) de farine tout usage
20 ml (4 c. à thé) de marjolaine séchée
Une pincée de muscade
2 ml (1/2 c. à thé) de poivre noir frais moulu
1 litre (4 tasses) de court-bouillon ou de bouillon de poulet
Jus d'un demi-citron
3 douzaines de moules nettoyées ou
1 boîte de 142 g (5 oz) de palourdes égouttées ou
1 boîte de 127 g (4,46 oz) d'huîtres égouttées
500 g (1 lb) de lotte ou de morue, en morceaux
500 g (1 lb) de crevettes décortiquées et déveinées
15 ml (1 c. à table) de persil frais haché

Donne 6 portions

Mode de préparation

Faire fondre le beurre dans une grande marmite et y faire revenir les poireaux et le céleri pendant quelques minutes.

Saupoudrer de farine, bien mélanger et cuire à feu doux 2 minutes de plus. Ajouter la marjolaine, la muscade, le poivre, le court-bouillon et le jus de citron. Porter à ébullition.

Ajouter les moules (ou les palourdes ou les huîtres), le poisson et les crevettes. Couvrir et laisser mijoter environ 5 minutes ou jusqu'à ce que les moules s'ouvrent et que le poisson s'effeuille à la fourchette. Garnir de persil frais haché et servir.

Valeur nutritive d'une portion:
8 mg de fer
75 mg de magnésium
100 mg de calcium
11 mg de vitamine C
7,5 g de gras

Papaye au coulis de framboises

Ingrédients

1 papaye bien mûre
250 ml (1 tasse) de framboises ou de purée de
    framboises fraîches ou congelées sans sucre
5 ml (1 c. à thé) de jus de citron
5 à 10 ml (1 à 2 c. à thé) de sucre blanc

Donne 4 portions

Mode de préparation

Tailler la papaye en quatre dans le sens de la longueur. Retirer les graines et déposer chaque quartier dans une assiette à dessert.

Au mélangeur ou au robot, réduire les framboises en purée. Ajouter le jus de citron et une cuillère de sucre; bien mélanger et vérifier la saveur avant d'ajouter l'autre cuillère de sucre. Mélanger et couler au tamis pour obtenir un coulis sans graines. Verser dans une saucière.

Au moment du dessert, verser un peu de coulis sur chaque quartier de papaye. Laisser la saucière à table pour que chaque convive puisse en ajouter au goût.

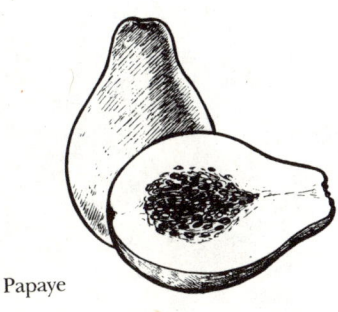

Papaye

Valeur nutritive d'une portion:
0,2 mg de fer
13 mg de magnésium
25 mg de calcium
55 mg de vitamine C
0,3 g de gras

Je fais provision de framboises à la mi-juillet alors qu'elles sont belles et bon marché. Je les passe au mélangeur pour obtenir une belle purée que je tamise pour retirer les graines, puis je congèle dans des petits sacs de 250 ml (1 tasse). Pendant la saison froide, j'aime faire décongeler un sac de temps en temps. Je le parfume avec du jus de citron et du sucre pour faire un coulis minute. Au cours de l'été 1989, j'ai préparé une vingtaine de sacs avec cette délicieuse purée de framboises.
La papaye se sert également avec un filet de jus de limette, comme dessert ou au petit déjeuner. Ce fruit regorge de vitamine C.

Carrés express au sésame

Ingrédients

125 ml (1/2 tasse) de lait en poudre écrémé, non reconstitué
125 ml (1/2 tasse) de noix de coco non sucrée, râpée
160 ml (2/3 tasse) de graines de sésame non décortiquées
30 ml (2 c. à table) de miel
30 ml (2 c. à table) d'huile de tournesol
160 ml (2/3 tasse) de beurre d'arachide crémeux naturel

Donne 20 carrés de 5 cm (2 po)

Mode de préparation

Dans un grand bol, mêler le lait en poudre, la noix de coco et les graines de sésame. Dans une petite casserole, chauffer le miel, l'huile et le beurre d'arachide à feu doux en remuant constamment pour obtenir une préparation homogène. Retirer du feu. Incorporer aux ingrédients secs. Bien mêler tous les ingrédients du bout des doigts.

Étendre la préparation dans un moule carré de 20 cm (8 po). Presser uniformément. Réfrigérer pendant au moins 1 heure. Couper en 20 carrés et servir.

Valeur nutritive d'un carré:

0,9 mg de fer
36 mg de magnésium
71 mg de calcium
9,4 g de gras

menu 15

Un repas vite fait qui camoufle les légumineuses sous forme de croquettes; à servir avec la ratatouille minute, parfumée d'ail et d'herbes.

Luzerne en bouquet
Croquettes aux haricots rouges et
aux graines de tournesol
Ratatouille minute
Pain de blé entier
Fraises aux framboises
Petit verre de lait

Le repas complet renferme:
7,1 mg de fer
204 mg de magnésium
338 mg de calcium
159 mg de vitamine C
et seulement 20 g de gras

Croquettes aux haricots rouges et aux graines de tournesol

Ingrédients

500 ml (2 tasses) de haricots rouges, cuits et en purée
50 ml (1/4 tasse) d'oignons hachés sautés dans 5 ml (1 c. à thé)
   d'huile d'olive
160 ml (2/3 tasse) de graines de tournesol non salées et moulues
125 ml (1/2 tasse) de flocons d'avoine*
30 ml (2 c. à table) de concentré de tomate
Au goût: sel, thym et laurier

Donne 5 ou 6 portions

Mode de préparation

Mélanger tous les ingrédients. Façonner en galettes et déposer sur une tôle graissée (le mélange est plutôt collant). Cuire au four à 180 °C (350 °F) pendant 20 minutes.

Valeur nutritive d'une croquette:
3,2 mg de fer
92 mg de magnésium
42 mg de calcium
4 mg de vitamine C
9,3 g de gras

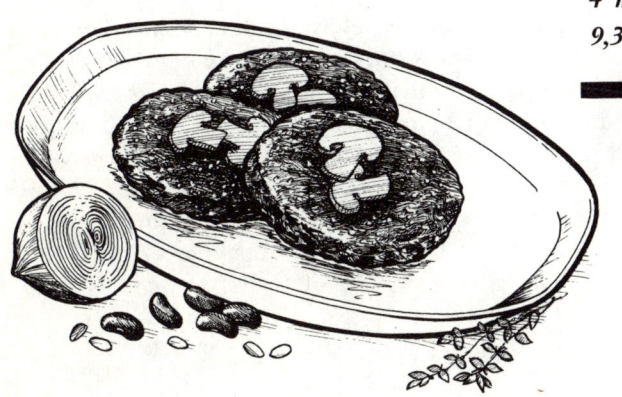

---

* Cuire les flocons d'avoine dans l'eau puis les ajouter aux autres ingrédients.

Ratatouille minute

Ingrédients

250 ml (1 tasse) de champignons frais tranchés
250 ml (1 tasse) de poivron rouge ou vert en
    lamelles
250 ml (1 tasse) de morceaux d'aubergine
250 ml (1 tasse) de rondelles de courgettes
    lavées mais non pelées
125 ml (1/2 tasse) de tomates italiennes,
    fraîches ou en conserve, en morceaux
30 ml (2 c. à table) d'huile d'olive
2 gousses d'ail pressées
5 ml (1 c. à thé) de thym séché
Sel et poivre au goût

Donne 4 portions

Mode de préparation

Dans un bol allant au four à micro-ondes, bien mélanger tous les ingrédients.

Cuire 8 minutes à allure élevée (100 %) en tournant le bol à mi-cuisson.

La même recette peut se faire au four régulier en calculant au moins 1 heure de cuisson à 180 °C (350 °F).

Valeur nutritive d'une portion:
1,4 mg de fer
19 mg de magnésium
27 mg de calcium
56 mg de vitamine C
7 g de gras

À l'automne, je fais des réserves de ratatouille en multipliant cette recette par 20, 30 ou plus… À ce moment-là, la cuisson se fait au four régulier dans de grands plats et une fois la ratatouille refroidie, je la verse dans des petits sacs de congélation d'une capacité équivalant aux besoins d'un repas. Je la conserve au congélateur pendant tout l'hiver. Décongelée au four à micro-ondes au dernier moment, elle ajoute beaucoup de goût aux plats de poisson, de volaille ou de légumineuses.

Fraises aux framboises

Ingrédients

1 litre (4 tasses) de fraises fraîches, lavées et équeutées
375 ml (1 1/2 tasse) de framboises fraîches ou congelées sans sucre
175 ml (3/4 tasse) de yogourt nature
Violettes cristallisées pour garnir

Donne 4 portions

Mode de préparation

Dans un robot ou un mélangeur, réduire en purée les framboises et la moitié des fraises. Passer au tamis pour retirer les graines. Verser cette purée sur les fraises entières. Au moment de servir, déposer le yogourt dans les coupes et couvrir du mélange de fraises entières et de purée. Garnir de violettes cristallisées si désiré.

Valeur nutritive d'une portion:
0,9 mg de fer
32 mg de magnésium
109 mg de calcium
96 mg de vitamine C
1,5 g de gras

menu 16

Une soupe repas qui goûte la mer et fournit 12 mg de fer!
Un dessert nouveau genre vite préparé et vite avalé.

Brocoli et carotte râpée en salade
Bisque d'huîtres de l'Atlantique
Petit pain de blé entier
Gratin de framboises aux figues fraîches

Le repas complet renferme:
14,5 mg de fer, soit l'équivalent des besoins pour la journée
208 mg de magnésium
311 mg de calcium
85 mg de vitamine C
et seulement 17 g de gras

Brocoli et carotte râpée en salade

Ingrédients

500 ml (2 tasses) de bouquets de brocoli*
1 carotte râpée
30 ml (2 c. à table) de persil frais haché
Jus d'un demi-citron
30 ml (2 c. à table) d'huile de tournesol
10 ml (2 c. à thé) de miel
30 ml (2 c. à table) d'amandes tranchées
Sel et poivre

Donne 4 ou 5 portions

Mode de préparation

Dans un bol, mélanger tous les ingrédients et laisser mariner au réfrigérateur pendant plusieurs heures. Servir sur une feuille de laitue et décorer avec des rondelles de poivron rouge.

Valeur nutritive d'une portion:

0,8 mg de fer

28 mg de magnésium

40 mg de calcium

47 mg de vitamine C

8,4 g de gras

---

* Conserver les tiges pour un potage.

Bisque d'huîtres de l'Atlantique

Ingrédients

5 ml (1 c. à thé) d'huile de maïs
1 litre (4 tasses) d'huîtres sans coquille, achetées en vrac
2 carottes pelées et coupées finement
2 petits oignons coupés finement
1 gousse d'ail émincée
5 ml (1 c. à thé) de thym
2 petites pommes de terre pelées et coupées finement
250 g (1/2 lb) de champignons frais, lavés, asséchés et coupés en deux
500 ml (2 tasses) de fumet de poisson ou de bouillon de poulet
250 ml (1 tasse) de lait partiellement écrémé
50 ml (1/4 tasse) de lait évaporé, non dilué
Sel et poivre au goût

Donne 6 portions

Mode de préparation

Égoutter les huîtres en prenant soin de conserver le liquide. Couper les huîtres en 2 ou 3 morceaux; les placer de nouveau dans leur liquide. Dans une casserole, faire suer tous les légumes et le thym dans l'huile environ 5 minutes pour les dorer légèrement, ajouter le fumet de poisson et mijoter jusqu'à ce que les légumes soient tendres. Égoutter.

Verser les légumes dans le robot ou le mélangeur et réduire en purée. Verser de nouveau dans la casserole et mélanger avec le fumet. Ajouter graduellement le lait partiellement écrémé et le lait évaporé et vérifier l'assaisonnement (ajouter du lait si la préparation est trop épaisse).

Environ 5 minutes avant de servir, réchauffer les huîtres dans leur jus, puis les incorporer au premier mélange. Réchauffer le tout quelques instants et servir.

Valeur nutritive d'une portion:
12,2 mg de fer
115 mg de magnésium
157 mg de calcium
25 mg de vitamine C
6,3 g de gras

Gratin de framboises
aux figues fraîches

Ingrédients

375 ml (1 1/2 tasse) de framboises fraîches ou congelées sans sucre
3 à 4 figues fraîches
125 ml (1/2 tasse) de yogourt nature (10 % de m.g.)
20 ml (4 c. à thé) de cassonade

Donne 4 portions

Mode de préparation

Si on utilise des framboises congelées, laisser dégeler lentement au réfrigérateur pour ne pas perdre tout le jus.

Répartir les framboises dans 4 ramequins allant au four. Peler les figues et tailler en 4 morceaux. Recouvrir les framboises avec les morceaux de figue en les plaçant en forme de fleur.

Chauffer le four à 220 °C (450 °F). Recouvrir chaque portion de fruits avec 30 ml (2 c. à table) de yogourt. Tamiser la cassonade sur le tout.

Disposer les ramequins sur une tôle à biscuits et placer au four. Cuire de 5 à 8 minutes, le temps de faire fondre le sucre et de réchauffer le yogourt. Servir immédiatement.

Valeur nutritive d'une portion:
0,6 mg de fer
23 mg de magnésium
66 mg de calcium
13 mg de vitamine C
1,3 g de gras

menu 17

Une autre façon intéressante de cuisiner ces chères légumineuses et deux bons grains entiers: le riz brun et l'orge mondé.

Romaine, pomme et graines de tournesol en salade
Poivron farci aux deux légumineuses
Pilaf au riz brun et à l'orge
Gelée au jus de pruneaux et tranches d'orange

Le repas complet renferme:
7,4 mg de fer
160 mg de magnésium
361 mg de calcium
155 mg de vitamine C
et seulement 24,3 g de gras

Romaine, pomme et graines
de tournesol en salade

Ingrédients

12 feuilles de laitue romaine en morceaux
1 pomme rouge non pelée, en dés
30 ml (2 c. à table) de vinaigrette maison* (huile d'olive, vinaigre de vin à
     l'estragon, jus de citron, moutarde de Dijon et herbes)
20 ml (4 c. à thé) de graines de tournesol non salées, grillées

Donne 4 portions

Mode de préparation

Mélanger les morceaux de laitue avec les dés de pomme. Arroser de vinaigrette et fatiguer bien la salade. Saupoudrer de graines de tournesol.

Valeur nutritive d'une portion:

0,3 mg de fer

14 mg de magnésium

23 mg de calcium

6 mg de vitamine C

11 g de gras

---

* Voir recette à la page 58.

Poivrons farcis aux deux légumineuses

Ingrédients

4 poivrons verts moyens
1 œuf battu
250 ml (1 tasse) de pois chiches cuits*
125 ml (1/2 tasse) de lentilles brunes, cuites
175 ml (3/4 tasse) de fromage mozzarella partiellement écrémé, râpé
1 petite échalote émincée
30 ml (2 c. à table) de céleri haché
15 ml (1 c. à table) de persil frais haché
50 ml (1/4 tasse) de yogourt nature
1 ml (1/4 c. à thé) de moutarde en poudre
1 ml (1/4 c. à thé) de sel d'ail
Sel et poivre au goût
30 ml (2 c. à table) de fromage parmesan râpé
2 ml (1/2 c. à thé) de paprika
Bouquets de persil (garniture)

Donne 4 portions

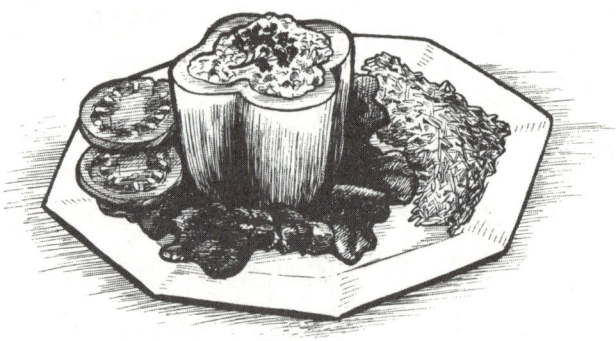

* Si on utilise des pois chiches ou des lentilles en conserve, les rincer à l'eau froide et bien les égoutter.

Mode de préparation

Avec un couteau bien aiguisé, enlever une calotte de 1 cm (1/2 po) sur le dessus de chaque poivron. Vider l'intérieur. Hacher finement la partie comestible des calottes.

Placer les poivrons nettoyés dans une marguerite. Cuire à la vapeur de 5 à 6 minutes. Disposer les poivrons dans un plat allant au four.

Mêler ensemble les carottes hachées et tous les autres ingrédients (excepté le parmesan, le paprika et les bouquets de persil).

Saupoudrer l'intérieur des poivrons de parmesan râpé. Les farcir avec le mélange de pois chiches et de lentilles.

Cuire au four à 190 °C (375 °F) environ 15 minutes ou jusqu'à ce que les poivrons soient bien tendres.

Avant de servir, saupoudrer chaque poivron de paprika et garnir de bouquets de persil frais.

Valeur nutritive d'une portion:
3,6 mg de fer
51 mg de magnésium
242 mg de calcium
101 mg de vitamine C
7 g de gras

Pilaf au riz brun et à l'orge

Ingrédients

30 ml (2 c. à table) de céleri haché finement
30 ml (2 c. à table) de poivron vert ou rouge, haché finement
30 ml (2 c. à table) d'oignon haché finement
125 ml (1/2 tasse) d'orge mondé
125 ml (1/2 tasse) de riz brun
500 ml (2 tasses) de fond de volaille
50 ml (1/4 tasse) de persil haché finement
50 ml (1/4 tasse) de pignons grillés
50 ml (1/4 tasse) de graines de sésame non décortiquées

Donne 4 portions

Mode de préparation

Dans une casserole, verser le fond de volaille sur l'orge et le riz et amener à ébullition. Réduire le feu et ajouter les légumes hachés, couvrir et cuire à feu doux pendant 45 minutes. Ajouter le persil, les pignons et les graines de sésame. Mélanger et servir.

Valeur nutritive d'une portion:
2,4 mg de fer
71 mg de magnésium
72 mg de calcium
8 mg de vitamine C
6,3 g de gras

Gelée au jus de pruneaux

Ingrédients

1 sachet de gélatine sans saveur
45 ml (3 c. à table) de jus d'orange frais
250 ml (1 tasse) de jus de pruneaux
125 ml (1/2 tasse) de jus d'orange frais
1 banane mûre
1 orange pelée à vif, coupée en 8 tranches

Donne 3 ou 4 portions

Mode de préparation

Dans un bol moyen, gonfler la gélatine en saupoudrant le contenu du sachet sur les 45 ml de jus d'orange. Chauffer le jus de pruneaux jusqu'à ébullition. Pendant ce temps, au mélangeur ou au robot, réduire en une purée lisse la banane et le reste du jus d'orange.

Lorsque le jus de pruneaux est bien chaud, verser sur la gélatine gonflée et mélanger pour bien dissoudre. Ajouter le liquide froid et mélanger le tout. Réfrigérer environ 2 heures.

Servir chaque portion sur deux tranches d'orange ou avec une sauce faite de yogourt nature parfumé à la vanille ou au zeste d'orange.

Valeur nutritive d'une portion:
0,9 mg de fer
24 mg de magnésium
24 mg de calcium
40 mg de vitamine C
0 g de gras

menu 18

Un repas de gala que j'adore préparer.
J'ai un penchant pour le saumon bien tendre, les verdures
nouvelles qui ont du caractère... et les jolies tartes pour dessert.

Saumon poché au four
Riz brun persillé
Chou frisé à la méditerranéenne
Tarte jolie au tofu et aux fruits

Le repas complet renferme:
8,6 mg de fer
241 mg de magnésium
295 mg de calcium
210 mg de vitamine C
et seulement 25 g de gras

Saumon poché au four

Ingrédients

1 bébé saumon entier ou taillé en 2 filets chez le poissonnier
250 ml (1 tasse) de fumet de poisson ou de fond de volaille

Donne de 6 à 8 portions

Mode de préparation

Rincer l'extérieur et l'intérieur du poisson entier; trancher la tête si le poisson ne rentre pas dans un plat en pyrex de 33 x 23 cm (13 x 9 po). Dans le cas des filets, rincer et essuyer.

Régler le four à 220 °C (425 °F). Bien huiler le plat en pyrex. Déposer le poisson entier ou les 2 filets superposés. Mesurer à l'aide d'une règle l'épaisseur du poisson dans la partie la plus épaisse. Recouvrir d'un papier ciré sans border le poisson. Verser le fumet ou le fond sur le papier ciré autour du poisson.

Mettre au four et calculer 12 minutes par pouce (2,5 cm) d'épaisseur. Lorsque le temps est écoulé, retirer du four, décoller délicatement le papier ciré (la peau supérieure du poisson décollera en même temps). Tailler en portions de 100 à 120 g (3 1/2 à 4 oz).

Valeur nutritive d'une portion:
1,1 mg de fer
33 mg de magnésium
16 mg de calcium
5 mg de vitamine C
8 g de gras

Conserver les restes de saumon pour une savoureuse salade froide ou pour une garniture à sandwich. La même méthode peut être utilisée pour des filets de saumon ou de flétan. Le succès de la recette réside dans le respect du temps de cuisson qui varie selon l'épaisseur du poisson.

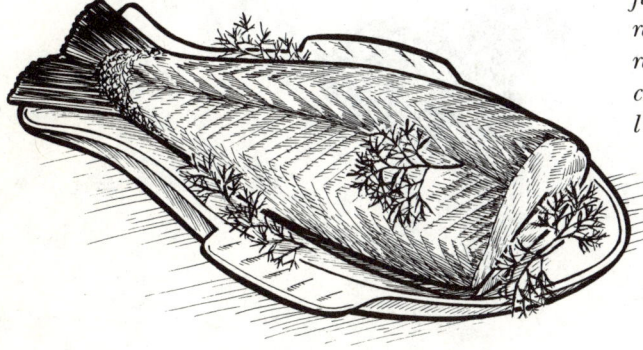

Chou frisé à la méditerranéenne

Ingrédients

2 litres (8 tasses) de chou vert frisé *(kale)* en morceaux
10 ml (2 c. à thé) d'huile d'olive
1 gousse d'ail pressée
Jus d'un demi-citron
1/2 poivron rouge

Donne 4 portions

Mode de préparation

Laver et assécher le chou frisé. Cuire à la vapeur environ 5 minutes ou au four à micro-ondes quelques minutes. Dans un grand saladier, verser l'huile, le jus de citron et la gousse d'ail pressée; bien mélanger.

Lorsque le chou est cuit mais encore bien vert, retirer du feu et verser dans le grand bol. Ajouter le poivron rouge et fatiguer légèrement avec la vinaigrette. Servir aussitôt.

Valeur nutritive d'une portion:
2,4 mg de fer
48 mg de magnésium
182 mg de calcium
181 mg de vitamine C
3 g de gras

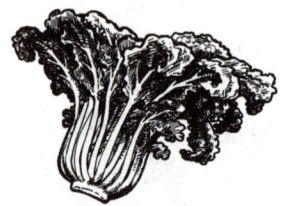

Chou vert frisé *(kale)*

Tarte jolie au tofu et aux fruits

Ingrédients

1 croûte à tarte de 23 cm (9 po)

Remplissage:
500 g (1 lb) de tofu bien égoutté ou 500 ml (2 tasses) de tofu écrasé
80 ml (1/3 tasse) de miel
30 ml (2 c. à table) de beurre d'arachide
175 ml (3/4 tasse) de banane en purée
50 ml (1/4 tasse) de raisins de Corinthe
1 ml (1/4 c. à thé) de vanille

Garniture aux fruits:
250 ml (1 tasse) de fruits frais ou en conserve, égouttés et tranchés
45 ml (3 c. à table) de fécule de maïs
30 ml (2 c. à table) de miel
250 ml (1 tasse) de jus de pomme froid

Donne 8 portions

Mode de préparation

Remplissage:
Cuire la croûte à tarte au four à 180 °C (350 °F) environ 10 minutes. Bien mêler tous les ingrédients du remplissage. Mélanger au batteur électrique jusqu'à consistance de purée. Verser dans la croûte à tarte. Cuire au four à 180 °C (350 °F) de 40 à 45 minutes. Laisser refroidir. Recouvrir de la garniture aux fruits.

Garniture aux fruits:
Disposer les fruits sur la tarte refroidie. Délayer la fécule de maïs dans une partie du jus de pomme. Chauffer le reste du jus de pomme jusqu'à frémissement. Ajouter le miel. Incorporer la fécule de maïs délayée et remuer sans arrêt jusqu'à épaississement. Verser sur les fruits.

Valeur nutritive d'une portion:
4,2 mg de fer
103 mg de magnésium
82 mg de calcium
24 mg de vitamine C
13 g de gras

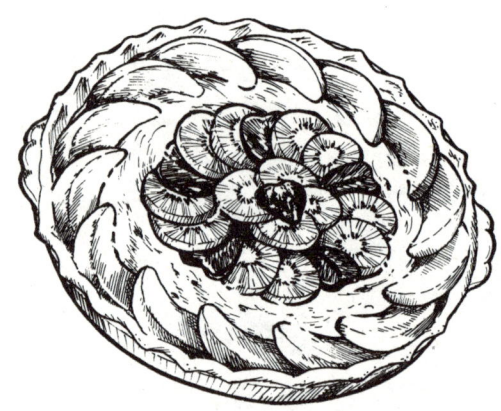

menu 19

*Un repas minute grâce aux primeurs du marché
et au cher four à micro-ondes.*

Champignons crus et feta en salade
Poulet aux légumes très verts parfumé au gingembre
Pilaf au bulghur
Fruits d'été en folie

Le repas complet renferme:
6,4 mg de fer
149 mg de magnésium
260 mg de calcium
80 mg de vitamine C
et seulement 22,7 g de gras

Champignons crus et feta en salade

Ingrédients

250 g (1/2 lb) de champignons frais
Jus d'un demi-citron fraîchement pressé
2 ml (1/2 c. à thé) de moutarde de Dijon
45 ml (3 c. à table) d'huile de tournesol ou de noisette
5 ml (1 c. à thé) de thym séché
Sel et poivre
60 g (2 oz) de feta en petits cubes

Donne 4 portions

Mode de préparation

Laver légèrement les champignons et bien les essuyer. Dans le fond d'un saladier, verser le jus de citron; incorporer la moutarde de Dijon et bien mélanger. Continuer de mélanger et incorporer graduellement l'huile. Ajouter le thym, le sel et le poivre. Tailler les champignons en tranches épaisses et ajouter à la vinaigrette ainsi que les cubes de feta. Bien mélanger et laisser macérer pendant quelques minutes si désiré.

Valeur nutritive d'une portion:
1,2 mg de fer
9 mg de magnésium
89 mg de calcium
5 mg de vitamine C
13 g de gras

Poulet aux légumes très verts parfumé au gingembre

Ingrédients

1 litre (4 tasses) de feuilles de bettes à carde ou d'épinards frais,
   lavées et asséchées
5 ml (1 c. à thé) de gingembre frais râpé
2 gousses d'ail hachées
7 ml (1 1/2 c. à thé) de sauce tamari allégée en sel*
4 poitrines simples de poulet, sans peau et désossées
4 tranches fines d'orange
Sel et poivre au goût

Donne 4 portions

Bettes à carde

Mode de préparation

Dans le robot culinaire, hacher les feuilles de bette à carde, le gingembre et l'ail en les mélangeant avec la sauce soya, le sel et le poivre. Déposer en 4 rondelles aplaties dans une grande assiette à tarte en verre ou un plat allant au four à micro-ondes. Placer une poitrine de poulet sur chaque rondelle de légumes et garnir le poulet d'une tranche d'orange. Couvrir l'assiette d'une pellicule plastique bien serrée. Cuire à allure maximale (100 %) pendant 3 minutes. Perforer la pellicule pour laisser s'échapper la vapeur; tourner l'assiette et cuire pendant 4 minutes. Servir.

Valeur nutritive d'une portion:
1,6 mg de fer
65 mg de magnésium
42 mg de calcium
21 mg de vitamine C
1,5 g de gras

---

* On trouve habituellement cette version naturelle et moins salée de la sauce soya dans les magasins d'aliments naturels.

Pilaf au bulghur

Ingrédients

15 ml (1 c. à table) d'huile de tournesol
1 oignon rouge en dés
125 ml (1/2 tasse) de carottes en dés
1 poivron vert haché
250 ml (1 tasse) de bulghur
375 ml (1 1/2 tasse) de bouillon de légumes
Sel et poivre au goût
5 ml (1 c. à thé) de basilic séché
125 ml (1/2 tasse) de pruneaux séchés dénoyautés, coupés en lanières
50 ml (1/4 tasse) de pignons grillés
50 ml (1/4 tasse) de persil frais haché

Donne 6 portions

Mode de préparation

Dans une grande casserole, faire chauffer l'huile et y faire dorer l'oignon légèrement. Ajouter les carottes et le poivron et cuire de 1 à 2 minutes en remuant. Ajouter le bulghur et faire sauter 1 minute de plus pour bien enrober le grain.

Verser le bouillon et ajouter le sel, le poivre et le basilic. Mélanger délicatement. Couvrir et laisser mijoter à feu doux pendant 25 minutes. Incorporer les pruneaux, les pignons et le persil tout juste avant de servir.

Valeur nutritive
d'une portion:
2,7 mg de fer
43 mg de magnésium
29 mg de calcium
20 mg de vitamine C
5,4 g de gras

Fruits d'été en folie

Ingrédients

500 ml (2 tasses) de bleuets
500 ml (2 tasses) de pastèque taillée en boules
250 ml (1 tasse) de raisins verts sans pépins
Jus d'une orange fraîchement pressée
Jus d'une demi-limette
30 ml (2 c. à table) de miel
125 ml (1/2 tasse) de yogourt nature
20 ml (4 c. à thé) de graines de sésame non décortiquées

Donne 4 portions

Mode de préparation

Dans le fond d'un bol de service, mélanger les jus de fruits, le miel et le yogourt jusqu'à ce que la sauce soit bien homogène. Incorporer les fruits et mélanger délicatement. Macérer quelques heures au réfrigérateur ou servir immédiatement. Saupoudrer de graines de sésame au dernier moment.

Valeur nutritive d'une portion:
0,9 mg de fer
32 mg de magnésium
100 mg de calcium
34 mg de vitamine C
1,8 g de gras

Cette salade de fruits couleur arc-en-ciel se mange avant tout avec les yeux! Les fraises fraîches peuvent allègrement remplacer la pastèque à défaut de celle-ci.

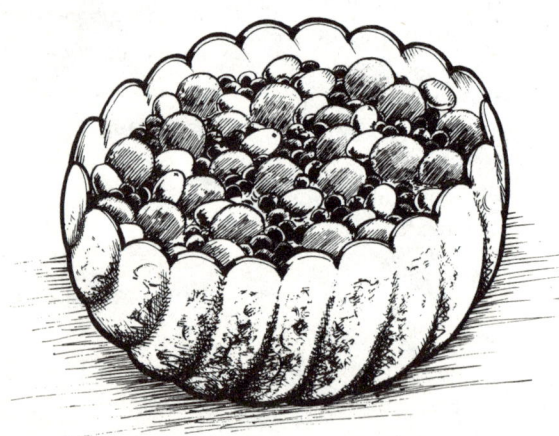

menu 20

Un repas facile à préparer, qui ouvre sur une superverdure, le pak-choi, sorte de chou de Chine très vert et très riche en minéraux. La terrine, qui ressemble étrangement à un pain de viande, peut même se préparer avec une quantité égale de pois chiches et de bœuf maigre haché pour apprivoiser les nouveaux adeptes des légumineuses...

Pak-choi et poivrons doux en salade
Terrine chaude de pois chiches
Coulis de tomates fraîches
Purée-mousse de céleri-rave
Banane, sauce veloutée à la caroube

Le repas complet renferme:
7,5 mg de fer
161 mg de magnésium
246 mg de calcium
86 mg de vitamine C
et seulement 17,9 g de gras

Pak-choi et poivrons doux en salade

Ingrédients

8 feuilles de pak-choi brisées et débarrassées de la partie blanche fibreuse
1/2 poivron vert en lanières
1/2 poivron doux jaune ou rouge en rondelles
30 ml (2 c. à table) de vinaigrette maison* (huile d'olive, vinaigre de vin à
l'estragon, jus de citron, moutarde de Dijon, ail et herbes)

Donne 4 portions

Mode de préparation

Mélanger tous les ingrédients et servir.

*Valeur nutritive
d'une portion:
0,4 mg de fer
6,5 mg de magnésium
27 mg de calcium
34 mg de vitamine C
4 g de gras*

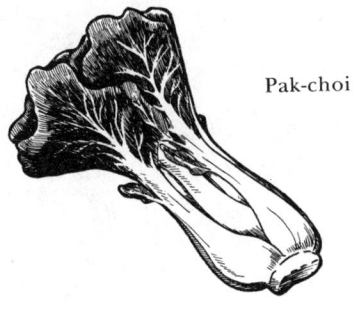

Pak-choi

---

* Voir recette à la page 58.

Terrine chaude de pois chiches

Ingrédients

500 ml (2 tasses) de pois chiches cuits
   (ou 540 ml (19 oz) de pois chiches en conserve bien égouttés)
2 gousses d'ail émincées
4 tiges de céleri coupées finement
15 ml (1 c. à table) de beurre*
2 tomates en petits morceaux
30 ml (2 c. à table) de concentré de tomate
4 tranches de pain de blé entier réduites en chapelure
60 ml (4 c. à table) de persil frais haché finement
1 œuf
5 ml (1 c. à thé) de thym séché
5 ml (1 c. à thé) de sarriette séchée
Sel et poivre au goût

Donne 4 portions

---

* On peut remplacer le beurre par 45 ml (3 c. à table) de bouillon de poulet ou de légumes.

Mode de préparation

Écraser les pois chiches à la fourchette ou les réduire en purée quelques secondes au robot. Verser dans un grand bol.

Dorer à feu doux l'ail, l'oignon et le céleri dans le beurre ou mijoter quelques minutes dans un peu de bouillon, jusqu'à ce que les légumes soient tendres. Ajouter les tomates et le concentré de tomate et cuire 5 minutes de plus. Incorporer ces légumes aux pois chiches. Ajouter l'œuf et la chapelure. Bien mélanger. Ajouter le persil, les herbes séchées et assaisonner au goût.

Dans un moule à pain bien graissé, verser la préparation et recouvrir d'un papier d'aluminium. Cuire dans un four à 190 °C (375 °F) pendant 1 heure environ. Retirer du four et laisser reposer quelques minutes avant de démouler.

Valeur nutritive d'une portion:
5,5 mg de fer
95 mg de magnésium
116 mg de calcium
24 mg de vitamine C
8 g de gras

Coulis de tomates fraîches

Ingrédients

1 gousse d'ail émincée

45 ml (3 c. à table) d'oignon haché finement

15 ml (1 c. à table) d'huile d'olive

15 ml (1 c. à table) de thym frais haché finement ou 5 ml (1 c. à thé) de
   thym séché

3 grosses tomates mûres

Sel et poivre au goût

Eau de cuisson de légumes ou de fond de volaille pour éclaircir un coulis
   trop épais

Donne 1 tasse

Mode de préparation

Dorer à feu doux l'ail et l'oignon dans l'huile d'olive. Retirer le pédoncule des tomates et tailler en petits morceaux. Ajouter au mélange d'oignons. Incorporer le thym et laisser cuire à feu doux de 10 à 15 minutes ou jusqu'à ce que la préparation soit épaisse.

Retirer du feu et passer au mélangeur pour obtenir une sauce bien lisse. Saler et poivrer au goût.

Verser la sauce dans la casserole ou dans une saucière. Réchauffer à la dernière minute sur la cuisinière ou au four à micro-ondes. Si le coulis est trop épais, ajouter de 15 à 30 ml (1 à 2 c. à table) d'eau ou de fond de volaille.

Valeur nutritive de 50 ml (1/4 tasse):

1 mg de fer

12 mg de magnésium

18 mg de calcium

17 mg de vitamine C

3,6 g de gras

Ce coulis n'a rien à voir avec la sauce tomate en conserve. Il goûte la fraîcheur de l'été.

Purée-mousse de céleri-rave

Ingrédients

1 gros céleri-rave
1 blanc d'œuf cru
30 ml (2 c. à table) de fromage de chèvre frais
Une pincée de muscade
Sel et poivre au goût

Donne 4 portions

Mode de préparation

Peler le céleri-rave et tailler grossièrement en morceaux. Cuire à la vapeur dans une marguerite de 8 à 10 minutes, jusqu'à ce que le céleri-rave soit bien tendre, ou au four à micro-ondes. Réduire en purée au robot ou au mélangeur. Incorporer le blanc d'œuf et le fromage de chèvre. Bien mélanger. Assaisonner avec la muscade, le sel et le poivre. Remettre dans la casserole ou au four à micro-ondes; réchauffer pendant quelques minutes avant de servir.

Valeur nutritive d'une portion:
3 mg de magnésium
19 mg de calcium
1,3 g de gras

Je sers cette purée-mousse avec du gibier ou une volaille; elle a très bon goût mais sa valeur nutritive n'est pas mirobolante!

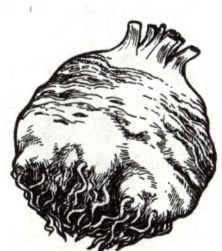

Céleri-rave

Banane, sauce veloutée à la caroube

Ingrédients

4 petites bananes
80 ml (1/3 tasse) de dattes
160 ml (2/3 tasse) de lait écrémé ou partiellement écrémé
10 ml (2 c. à thé) de poudre de caroube

Donne 4 portions

Mode de préparation

Laisser ramollir les dattes dans le lait pendant quelques heures au réfrigérateur. Passer au mélangeur et réduire en une sauce bien lisse. Ajouter la poudre de caroube et bien mélanger.

    À la dernière minute, trancher les bananes et les déposer dans des coupes à dessert. Verser la sauce veloutée.

Valeur nutritive d'une portion:
0,6 mg de fer
44 mg de magnésium
66 mg de calcium
11 mg de vitamine C
1 g de gras

Pour une variante, servir la sauce sans ajout de caroube. Elle est tout aussi savoureuse.

menu 21

*Une salade extravagante et un mets simple comme le tofu
font heureux ménage dans ce menu toute saison.*

**Jus de légume
Galette de tofu
Riz sauvage, épinards et fèves germées
en salade folle
Pain de blé entier
Kiwi et clémentine en duo**

*Le repas complet renferme:
8,7 mg de fer
254 mg de magnésium
290 mg de calcium
154 mg de vitamine C
et seulement 22 g de gras*

Galettes de tofu

Ingrédients

1 oignon vert haché
1/2 branche de céleri hachée
50 ml (1/4 tasse) de poivron rouge haché
15 ml (1 c. à table) d'huile d'olive
250 g (1/2 lb) de tofu
1 œuf battu
1 ml (1/4 c. à thé) de sel
15 ml (1 c. à table) de sauce tamari allégée en sel*
50 ml (1/4 tasse) de fromage cheddar allégé (4 % de m.g.), râpé
30 ml (2 c. à table) de germe de blé
15 ml (1 c. à table) de graines de sésame non décortiquées

Donne 4 portions

Mode de préparation

Faire dorer les légumes dans l'huile. Dans un robot culinaire, mélanger tous les ingrédients, sauf le germe de blé, et les graines de sésame. Façonner le mélange en 4 galettes. Passer dans le germe de blé et les graines de sésame mélangés. Faire sauter dans un poêlon anti-adhésif ou cuire au four à 180 °C (350 °F) pendant 15 minutes.

Valeur nutritive d'une portion:
4 mg de fer
82 mg de magnésium
162 mg de calcium
6 mg de vitamine C
9 g de gras

* On trouve habituellement cette version naturelle et moins salée de la sauce soya dans les magasins d'aliments naturels.

Riz sauvage, épinards et
fèves germées en salade folle

Ingrédients

250 ml (1 tasse) de riz sauvage ou de riz brun cuit
500 ml (2 tasses) d'épinards frais, lavés, essorés, en bouchées
500 ml (2 tasses) de fèves germées, lavées et essorées
45 ml (3 c. à table) de raisins secs
125 ml (1/2 tasse) de champignons frais, nettoyés, coupés en quatre
1/4 de poivron rouge haché grossièrement
30 ml (2 c. à table) d'oignons verts émincés
125 ml (1/2 tasse) de cajous non salés
20 ml (4 c. à thé) de sauce tamari allégée en sel*
20 ml (4 c. à thé) d'huile de tournesol
30 ml (2 c. à table) de jus d'orange non sucré
1 gousse d'ail écrasée

Donne 4 portions

Mode de préparation

Dans un grand saladier, mélanger le riz, les épinards, les fèves germées, les raisins secs, les champignons, les oignons verts et les cajous.

Dans un petit bol, mélanger la sauce soya, l'huile, le jus d'orange et l'ail.

Au moment de servir, verser la vinaigrette sur la salade et mélanger délicatement.

Valeur nutritive d'une portion:
3 mg de fer
103 mg de magnésium
57 mg de calcium
30 mg de vitamine C
13 g de gras

* On trouve habituellement cette version naturelle et moins salée de la sauce soya dans les magasins d'aliments naturels.

menu 22

Un mets principal qui surprend parce que facile à réussir et très savoureux. Des fruits et des légumes aussi colorés qu'un jardin d'été!

Potage au cresson et aux pois verts
Haricots blancs, sauce à la reine
Fettucine aux épinards
Quartier de cantaloup au coulis de fraises

Le repas complet renferme:
7,6 mg de fer
178 mg de magnésium
359 mg de calcium
130 mg de vitamine C
et seulement 7,5 g de gras

Potage au cresson et aux pois verts

Ingrédients

1/2 botte de cresson lavé
125 ml (1/2 tasse) d'oignon vert haché
300 ml (1 1/4 tasse) de bouillon de poulet
375 ml (1 1/2 tasse) de pois verts frais ou décongelés
175 ml (3/4 tasse) de lait à 2 % ou écrémé
Sel et poivre blanc au goût
50 ml (1/4 tasse) de yogourt nature

Donne 4 portions

Mode de préparation

Faire cuire l'oignon vert dans 125 ml (1/2 tasse) de bouillon de poulet pendant 3 à 4 minutes. Ajouter le reste du bouillon de poulet et amener à ébullition. Ajouter le cresson et les pois verts. Couvrir et laisser mijoter pendant 3 minutes ou jusqu'à ce que les pois soient tendres. Réduire la préparation en purée dans un mélangeur. Verser la purée dans la marmite, ajouter le lait en remuant et réchauffer à feu doux pendant quelques minutes. Assaisonner au goût. Ajouter le yogourt au moment de servir. Garnir d'un bouquet de cresson.

Valeur nutritive d'une portion:
1,3 mg de fer
34 mg de magnésium
127 mg de calcium
35 mg de vitamine C
1,4 g de gras

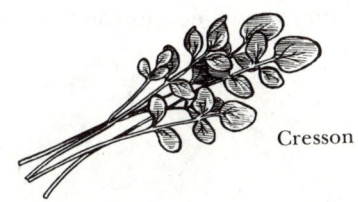

Cresson

Haricots blancs, sauce à la reine

Ingrédients

15 ml (1 c. à table) de beurre
2 gousses d'ail émincées
1 oignon en fines lamelles
250 g (1/2 lb) de champignons frais lavés et coupés
250 ml (1 tasse) de sauce tomate maison ou de tomates en conserve
  défaites en morceaux
15 ml (1 c. à table) de farine
125 ml (1/2 tasse) de lait évaporé
500 ml (2 tasses) de haricots blancs cuits
15 ml (1 c. à table) de persil frais haché finement
Sel et poivre au goût

Donne 4 portions

Mode de préparation

Faire dorer l'ail et l'oignon dans le beurre jusqu'à ce qu'ils soient transparents. Ajouter les champignons et poursuivre la cuisson de 4 à 5 minutes. Ajouter la sauce tomate et laisser mijoter environ 15 minutes. Délayer la farine dans le lait, ajouter à la sauce et bien mélanger. Ajouter les haricots, le persil, le sel et le poivre. Cuire environ 10 minutes en tournant souvent. Servir dans des coquilles faites de pain de blé entier et grillées au four ou sur un nid de riz brun.

Valeur · nutritive
d'une portion:
4 mg de fer
86 mg de magnésium
186 mg de calcium
14 mg de vitamine C
4 g de gras

Coulis de fraises

Ingrédients

250 ml (1 tasse) de fraises fraîches ou congelées sans sucre
Zeste d'une orange
10 ml (2 c. à thé) de concentré de jus d'orange décongelé

Donne 250 ml (1 tasse)

Mode de préparation

À l'aide du mélangeur, réduire tous les ingrédients en purée jusqu'à consistance lisse. Si les fraises ne sont pas assez mûres, ajouter un soupçon de sucre ou de miel. Servir sur un quartier de cantaloup.

Valeur nutritive de 50 ml (1/4 tasse):
0,1 mg de fer
4 mg de magnésium
6 mg de calcium
21 mg de vitamine C
0,1 g de gras

Tout aussi délicieux sur des tranches d'orange, de banane ou de mangue. Savoureux sur un yogourt nature, une gelée de fruits ou un sorbet. Voir la recette du coulis de framboises à la page 113 pour suggestions de congélation.

menu 23

*Un repas froid qui se mange sur l'herbe, en bateau
ou à la cuisine! Douceurs et saveurs, du potage au dessert.*

**Potage froid au poivron rouge
Terrine de foies de poulet au poivre vert
Pain de blé entier
Fenouil et roquette en salade
Crème veloutée de tofu aux bananes**

*Le repas complet renferme:
12,4 mg de fer
209 mg de magnésium
306 mg de calcium
157 mg de vitamine C
et seulement 26,3 g de gras*

Potage froid au poivron rouge

Ingrédients

15 ml (1 c. à table) d'huile d'olive

3 poivrons rouges hachés grossièrement

1 grosse carotte tranchée finement

1 poire en morceaux

2 échalotes françaises émincées

1 gousse d'ail écrasée

500 ml (2 tasses) de bouillon de poulet

2 ml (1/2 c. à thé) de chili en flocons

60 ml (4 c. à table) de yogourt nature

Une pincée de poivre de Cayenne

Donne 4 portions

Mode de préparation

Dans une casserole à fond épais, chauffer l'huile et y faire dorer les poivrons, les carottes, la poire, les échalotes et l'ail pendant 8 à 10 minutes.

Ajouter le bouillon et le chili. Porter à ébullition. Couvrir et laisser mijoter pendant 25 à 30 minutes. Réduire le potage en purée lisse au robot ou au mélangeur. Refroidir de 4 à 6 heures au réfrigérateur.

Garnir de yogourt et d'une minuscule pincée de poivre de Cayenne et servir.

Valeur nutritive d'une portion:

1,4 mg de fer

19 mg de magnésium

52 mg de calcium

115 mg de vitamine C

4,8 g de gras

Terrine de foies de poulet au poivre vert

Ingrédients

250 g (1/2 lb) de foies de poulet
125 ml (1/2 tasse) de bouillon de poulet en conserve non dilué
80 ml (1/3 tasse) de chapelure de pain de blé entier séché
   (environ 3 tranches de pain sec)
2 petites gousses d'ail
30 ml (2 c. à table) de beurre doux
2 petits œufs
50 ml (1/4 tasse) de lait évaporé partiellement écrémé
1 ml (1/4 c. à thé) de thym séché
1 ml (1/4 c. à thé) de sarriette séchée
Sel et poivre vert fraîchement moulu

Donne 5 portions

Mode de préparation

Réduire en chapelure à l'aide du mélangeur ou du robot environ 3 tranches de pain de blé entier préalablement séché au four de façon à obtenir 80 ml (1/3 tasse) de chapelure.

Dans un grand bol, verser le bouillon de poulet; incorporer la chapelure. Peler et presser les gousses d'ail et ajouter au mélange; laisser reposer.

Bien nettoyer les foies de poulet en retirant tous les nerfs et le gras. Réduire en purée à l'aide du robot. Incorporer le beurre ramolli, la chapelure, les œufs et le lait évaporé. Ajouter les fines herbes, le sel et le poivre.

Régler le four à 180 °C (350 °F). Bien huiler un moule à terrine d'une capacité de 750 ml (3 tasses); tapisser le fond d'une lisière de papier ciré pour faciliter le démoulage. Verser la préparation dans le moule, recouvrir d'un papier d'aluminium. Placer le moule à terrine dans un plat en pyrex. Verser l'équivalent de 3 cm (1 1/4 po) d'eau bouillante dans le plat en pyrex. Mettre au four et cuire environ 45 minutes. Éteindre le four et laisser la terrine refroidir environ 90 minutes dans le four.

Réfrigérer environ 12 heures avant de servir.

Valeur nutritive d'une portion:
5 mg de fer
29 mg de magnésium
70 mg de calcium
8 mg de vitamine C
9,5 g de gras

Une terrine n'est pas nécessairement riche et longue à cuisiner! Cette version vite faite et assez sage est très savoureuse. À essayer!

Fenouil et roquette en salade

Ingrédients

1 bulbe de fenouil
30 g (1 oz) de roquette
30 ml (2 c. à table) de jus de limette
30 ml (2 c. à table) d'huile de tournesol
Sel et poivre au goût

Donne 4 portions

Mode de préparation

Tailler le bulbe de fenouil en petits morceaux. Laver et assécher la roquette.

Dans un saladier, bien mélanger le jus de limette et l'huile de tournesol. Saler et poivrer.

Incorporer le fenouil coupé; déchirer délicatement les feuilles de roquette. Fatiguer avec la vinaigrette au dernier moment.

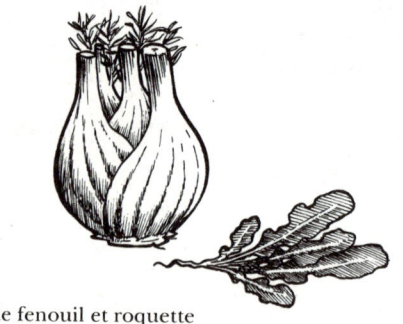

Bulbe de fenouil et roquette

Valeur nutritive d'une portion:
0,5 mg de fer
11 mg de magnésium
35 mg de calcium
6 mg de vitamine C
6 g de gras

La roquette, ou «arugula», est une exquise verdure à saveur de noisette. Je l'ai connue grâce à mes voisins d'origine yougoslave et je l'ai trouvée en abondance dans les salades servies en Turquie. L'été, je trouve cette verdure au marché Jean-Talon et j'en achète une botte chaque semaine. L'hiver, je dois me satisfaire de petits paquets de 30 g (1 oz) qui sont disponibles chez certains marchands de légumes et fruits. Mélangée à une autre laitue, une endive ou un bulbe de fenouil, elle est absolument délicieuse!

Crème veloutée de tofu aux bananes

Ingrédients

300 g (10 oz) de tofu ferme de type japonais
2 bananes mûres
Zeste d'un citron fraîchement râpé
50 ml (1/4 tasse) de jus d'orange
1 orange pelée à vif pour décorer

Donne 4 portions

Mode de préparation

Mélanger les 4 premiers ingrédients à l'aide du robot ou du mélangeur. Lorsque la préparation est bien lisse, verser dans des coupes à dessert. Décorer chaque coupe avec quelques sections d'orange disposées en forme de fleur.

Valeur nutritive d'une portion:
4,2 mg de fer
98 mg de magnésium
98 mg de calcium
32 mg de vitamine C
4 g de gras

Si vous avez la chance de trouver du tofu de marque Kikkoman ou d'un autre type japonais, vous l'adopterez sans hésiter!

menu 24

Un repas que je réserve aux amis parce qu'il est à la fois très savoureux et un tantinet long à cuisiner.

Carottes, chou vert et pomme en salade
Cassoulet de haricots blancs aux trois fromages
Petit pain de blé entier
Fraises fraîches à la liqueur de framboise

Le repas complet renferme:
8,9 mg de fer
223 mg de magnésium
538 mg de calcium
144 mg de vitamine C
et seulement 18,1 g de gras

Carottes, chou vert et pomme en salade

Ingrédients

4 carottes moyennes, pelées et râpées
500 ml (2 tasses) de chou vert ou frisé, râpé
1 pomme rouge, en dés
30 ml (2 c. à table) de vinaigrette maison*
15 ml (1 c. à table) de jus de pomme

Donne 4 portions

Mode de préparation

Mélanger les légumes râpés et les morceaux de pomme. Ajouter le jus de pomme à la vinaigrette puis arroser la salade de cette vinaigrette à saveur de pomme. Bien mélanger.

Valeur nutritive d'une portion:

1 mg de fer
24 mg de magnésium
69 mg de calcium
51 mg de vitamine C
7,8 g de gras

---

* Voir recette à la page 58.

Cassoulet de haricots blancs aux trois fromages

Ingrédients

250 g (1/2 lb) de haricots blancs secs ou de haricots blancs en conserve, bien égouttés

1 paquet de 300 g (10 oz) d'épinards frais

10 ml (2 c. à thé) d'huile de tournesol

1 gousse d'ail émincée

1 oignon coupé finement

250 g (1/2 lb) de champignons frais en tranches fines

250 g (1/2 lb) de carottes fraîches râpées

250 ml (1 tasse) de sauce tomate maison* ou en conserve

100 ml (3 1/2 oz) de concentré de tomate

5 ml (1 c. à thé) d'origan séché

Sel et poivre au goût

250 ml (1 tasse) de fromage cottage

180 g (6 oz) de fromage fermier ou mozzarella râpé

30 g (1 oz) de parmesan râpé

Donne 6 portions

---

* Voir recette à la page 75.

Mode de préparation

Faire tremper les haricots toute une nuit et les faire cuire à feu moyen dans une eau fraîche pendant environ 60 minutes. Laver les épinards et les faire cuire, sans eau, de 4 à 5 minutes, pour les ramollir; égoutter. Faire dorer l'ail et l'oignon dans l'huile. Ajouter les champignons et faire cuire environ 10 minutes. Ajouter les carottes râpées et continuer la cuisson pendant quelques minutes. Incorporer la sauce tomate et le concentré de tomate; assaisonner et retirer du feu.

Dans un grand plat allant au four, déposer la moitié des haricots, ajouter la moitié du fromage cottage, puis la moitié des épinards. Ajouter le tiers des fromages râpés et la moitié de la sauce tomate. Répéter les opérations, en terminant avec le dernier tiers des fromages râpés. Cuire dans un four préchauffé à 190 °C (375 °F) pendant environ 1 heure.

Valeur nutritive d'une portion:
6 mg de fer
147 mg de magnésium
401 mg de calcium
33 mg de vitamine C
9,4 g de gras

Fraises fraîches à la liqueur de framboise

Ingrédients

500 ml (2 tasses) de fraises fraîches
Zeste d'une orange fraîchement râpée
30 ml (2 c. à table) de liqueur de framboise

Donne 4 portions

Mode de préparation

Passer les fraises sous l'eau, assécher et équeu-
ter. Mettre dans un bol de service.

Dans un petit bol, mélanger le zeste
de l'orange et la liqueur de framboise. Verser
sur les fraises et macérer une heure ou deux.

*Valeur nutritive
d'une portion:
0,6 mg de fer
12 mg de magnésium
19 mg de calcium
60 mg de vitamine C
0,3 g de gras*

*À défaut de liqueur de
framboise, on peut
préparer 125 ml
(1/2 tasse) de coulis de
framboises (voir page
113), le parfumer de
zeste d'orange et le
verser sur les fraises
fraîches.*

menu 25

Un repas à confier à une cuisinière nulle...
Se prépare facilement et rapporte beaucoup
de dividendes sur le plan nutritif.

Potage pomme et brocoli
Faux soufflé au tofu et au fromage
Carottes râpées en salade
Pain de seigle foncé
Ananas frais au jus d'orange

Le repas complet renferme:
7,6 mg de fer
191 mg de magnésium
524 mg de calcium
145 mg de vitamine C
et seulement 21,1 g de gras

179

Potage pomme et brocoli

Ingrédients

1 paquet de brocoli frais
3 oignons verts coupés finement
1 grosse pomme pelée, coupée en dés
750 ml (3 tasses) de bouillon de poulet
15 ml (1 c. à table) d'origan séché, écrasé
Sel et poivre au goût

Donne 4 portions

Mode de préparation

Couper les tiges de brocoli à 5 cm (2 po) du bout. Tailler les tiges et les fleurs en petits morceaux. Cuire les oignons verts et la pomme dans 50 ml (1/4 tasse) de bouillon de poulet pendant 8 minutes. Ajouter le brocoli et le reste du bouillon, amener à ébullition et mijoter à couvert à feu moyen pendant 10 minutes. Verser la soupe dans un mélangeur et réduire en purée. Assaisonner et servir.

Valeur nutritive d'une portion:
2 mg de fer
39 mg de magnésium
77 mg de calcium
93 mg de vitamine C
1,5 g de gras

Faux soufflé au tofu et au fromage

Ingrédients

4 tranches de pain de blé entier, en petits morceaux
250 g (1/2 lb) de tofu tranché finement
180 g (6 oz) de mozzarella partiellement écrémée, râpée
1/2 oignon haché finement
375 ml (1 1/2 tasse) de lait à 2 %
2 œufs
Fines herbes
5 ml (1 c. à thé) de persil

Donne 5 portions

Mode de préparation

Beurrer un plat allant au four. Déposer par étage les morceaux de pain, le tofu, le fromage et l'oignon. Répéter une ou deux fois. Battre le lait et les œufs, assaisonner. Verser sur la préparation et laisser reposer de 1 à 2 heures. Cuire au four à 180 °C (350 °F) pendant 45 minutes.

Valeur nutritive d'une portion:
3,7 mg de fer
89 mg de magnésium
385 mg de calcium
2 mg de vitamine C
11 g de gras

menu 26

Une salade tiède très nouvelle cuisine ouvre l'appétit
pour un repas simple mais savoureux.

Épinards et fraises en salade tiède
Gratin aux haricots et aux tomates
Pois mange-tout à la vapeur de menthe
Poire, melon Honeydew et jus de raisin blanc

Le repas complet renferme:
9,6 mg de fer
215 mg de magnésium
294 mg de calcium
151 mg de vitamine C
et seulement 14,3 g de gras

Épinards et fraises en salade tiède

Ingrédients

1 paquet de 300 g (10 oz) d'épinards frais, lavés et légèrement essorés
250 ml (1 tasse) de fraises fraîches, équeutées et tranchées
20 ml (4 c. à thé) d'huile de sésame ou d'huile de noix
4 quartiers de citron

Donne 4 portions

Mode de préparation

Faire cuire les épinards de 2 à 3 minutes à l'étouffée, c'est-à-dire dans leur propre vapeur, dans une casserole fermant bien. Arrêter la cuisson alors que les épinards ne sont pas complètement attendris.

Ajouter les tranches de fraise et laisser reposer à couvert pendant 1 minute.

Servir la salade chaude dans de petites assiettes et arroser chaque portion d'un mince filet d'huile (environ 5 ml/1 c. à thé). Garnir d'un quartier de citron.

Valeur nutritive d'une portion:
2 mg de fer
59 mg de magnésium
75 mg de calcium
43 mg de vitamine C
5 g de gras

Gratin aux haricots et aux tomates

Ingrédients

30 ml (2 c. à table) d'huile de tournesol
250 ml (1 tasse) de céleri en dés
125 ml (1/2 tasse) d'oignon haché
30 ml (2 c. à table) de farine
1 boîte de 796 ml (28 oz) de tomates en conserve égouttées
500 ml (2 tasses) de haricots blancs cuits
15 ml (1 c. à table) de sauce Worcestershire
15 ml (1 c. à table) de sucre
2 ml (1/2 c. à thé) de sel
4 tranches de pain de blé entier grillé, en cubes

Donne 4 portions

Mode de préparation

Dorer l'oignon et le céleri dans l'huile jusqu'à ce qu'ils soient tendres (environ 5 minutes). Incorporer la farine. Cuire 1 minute en remuant. Retirer du feu et ajouter les autres ingrédients en gardant la moitié des cubes de pain. Verser dans un plat. Cuire à découvert à 180 °C (350 °F) pendant 30 minutes. Garnir avec le reste des cubes de pain. Cuire de 10 à 12 minutes de plus.

Valeur nutritive d'une portion:
5,4 mg de fer
119 mg de magnésium
163 mg de calcium
35 mg de vitamine C
9 g de gras

menu 27

*Un repas de pâtes fait toujours des heureux et celui-ci remporte
la palme pour son contenu élevé en sels minéraux grâce
aux légumes très verts et au tofu.*

Tranches de tomate persillées
Lasagne aux épinards et au tofu
Glace veloutée à l'orange

Le repas complet renferme:
8,8 mg de fer
212 mg de magnésium
644 mg de calcium
78 mg de vitamine C
et seulement 18,5 g de gras

Lasagne aux épinards et au tofu

Ingrédients

500 g (1 lb) de lasagne aux épinards

15 ml (1 c. à table) d'huile d'olive

2 oignons moyens hachés finement

3 gousses d'ail émincées

500 ml (2 tasses) de champignons frais tranchés

1 boîte de 398 ml (14 oz) + 1 boîte de 213 ml (7 1/2 oz) de sauce tomate
   ou 625 ml (2 1/2 tasses) de sauce tomate maison*

1 feuille de laurier

5 ml (1 c. à thé) d'origan séché

2 œufs battus

2 paquets de 300 g (10 oz) d'épinards frais, cuits, égouttés et hachés

1 1/2 paquet de 454 g (16 oz) de tofu nature, réduit en miettes
   au mélangeur ou au robot

125 ml (1/2 tasse) de parmesan râpé

125 ml (1/2 tasse) de persil italien haché

1 paquet de 500 g (1 lb) de mozzarella partiellement écrémée,
   tranchée finement

Sauce béchamel:

45 ml (3 c. à table) de beurre

60 ml (4 c. à table) de farine de blé entier

250 ml (1 tasse) de lait à 2 %

Sel et poivre au goût

Une pincée de muscade

Donne de 10 à 12 portions

---

* Voir recette à la page 75.

Mode de préparation

Cuire les pâtes en suivant les directives inscrites sur le paquet. Réserver.

Dans une casserole, faire chauffer l'huile et faire revenir l'oignon et l'ail. Ajouter les champignons et laisser cuire 2 minutes en remuant. Verser la sauce tomate dans ce mélange et ajouter la feuille de laurier et l'origan. Laisser mijoter jusqu'à ce que la sauce épaississe. Retirer du feu et ajouter la moitié du persil haché. Réserver.

Préparer la sauce béchamel. Faire fondre le beurre dans une petite casserole. Ajouter la farine et laisser cuire 2 minutes en remuant. Incorporer graduellement le lait en battant à l'aide d'un fouet. Assaisonner de sel et de poivre au goût. Ajouter une pincée de muscade. Réserver.

Dans un grand bol, mélanger les œufs battus, les épinards cuits, le tofu émietté, la moitié du parmesan et le reste du persil haché. Réserver.

Monter la lasagne. Dans un plat allant au four d'environ 33 x 25 cm (10 x 14 po), étaler le tiers de la sauce tomate. Couvrir de pâtes et étendre dessus la moitié de la préparation épinards-tofu. Bien tasser et couvrir de tranches de mozzarella. Disposer un autre étage de pâtes, puis un tiers de la sauce et des tranches de mozzarella. Continuer avec un autre étage de pâtes, puis l'autre moitié de la préparation d'épinards-tofu et d'autres tranches de mozzarella. Recommencer avec un autre étage de pâtes, le dernier tiers de la sauce tomate et le reste des tranches de mozzarella. Recouvrir d'un dernier étage de pâtes. Étendre la sauce béchamel uniformément sur le dessus et couvrir avec le reste de fromage parmesan.

Faire cuire au four pendant environ 45 à 50 minutes ou jusqu'à ce que le dessus soit doré. Retirer du four et laisser reposer 15 minutes avant de servir.

Valeur nutritive d'une portion:

7,8 mg de fer

172 mg de magnésium

433 mg de calcium

22 mg de vitamine C

16,5 g de gras

Glace veloutée à l'orange

Ingrédients

250 ml (1 tasse) de lait évaporé à 2%
250 ml (1 tasse) de lait à 2 %
125 ml (1/2 tasse) de jus d'orange non sucré et non dilué
1 œuf
50 ml (1/4 tasse) de miel

Donne 6 portions de 125 ml (1/2 tasse)

Mode de préparation

Mettre tous les ingrédients dans un bol et bien mélanger à l'aide d'un fouet. Verser la préparation dans une sorbetière et suivre les directives du manufacturier pour obtenir la consistance de la crème glacée (une vingtaine de minutes). Servir sur un coulis de fraises ou de framboises et garnir de tranches d'orange.

Valeur nutritive d'une portion:
0,4 mg de fer
26 mg de magnésium
185 mg de calcium
34 mg de vitamine C
2 g de gras

Variante sans la sorbetière

Verser la préparation dans le bol du malaxeur et congeler jusqu'à ce que le centre soit presque ferme. Sortir le bol du congélateur et battre au malaxeur à grande vitesse jusqu'à consistance lisse et crémeuse. Verser cette préparation dans un moule et remettre au congélateur pendant quelques heures pour obtenir la consistance de la crème glacée.

menu 28

*Un brunch version printanière qui se prépare en
un tournemain, aussi ravissant que nutritif.*

Jus d'orange frais et jus de pruneaux moitié-moitié
Frittata aux asperges
Muffin à la mode Budwig
Fondue de melons
Café au lait

Le repas complet renferme:
5,6 mg de fer
174 mg de magnésium
411 mg de calcium
231 mg de vitamine C
et seulement 23,4 g de gras

Frittata aux asperges

Ingrédients

375 ml (1 1/2 tasse) de pointes d'asperge fraîches, en petits morceaux
4 œufs
175 ml (3/4 tasse) de fromage cottage à 1 %
1 ml (1/4 c. à thé) de sel
0,5 ml (1/8 c. à thé) de poivre
250 ml (1 tasse) de champignons frais, tranchés finement
15 ml (1 c. à table) de beurre
6 tranches minces de tomate
15 ml (1 c. à table) de parmesan ou de romano râpé

Donne 4 portions

Mode de préparation

Cuire les pointes d'asperge à la vapeur pendant environ 8 minutes. Dans un bol de grosseur moyenne, battre les œufs avec le fromage cottage, le sel et le poivre. Ajouter les asperges et les champignons frais tranchés.

Dans un poêlon antiadhésif de 25 cm (10 po), fondre le beurre, verser la préparation d'œufs, de fromage et de légumes et cuire à feu moyen en soulevant les bords de temps en temps pour permettre au liquide non cuit d'être en contact avec le poêlon. Une fois cuit, passer le poêlon sous le gril du four pendant environ 1 à 2 minutes. Garnir avec les tranches de tomate joliment disposées, saupoudrer du parmesan râpé et passer de nouveau sous le gril environ 1 minute.

Valeur nutritive d'une portion:
1,7 mg de fer
23 mg de magnésium
83 mg de calcium
23 mg de vitamine C
6 g de gras

Muffins à la mode Budwig

Ingrédients

3 bananes mûres
1 œuf
50 ml (1/4 tasse) de miel
50 ml (1/4 tasse) d'huile
15 ml (1 c. à table) de jus d'orange décongelé non sucré, non dilué
50 ml (1/4 tasse) de yogourt nature
250 ml (1 tasse) de farine de blé entier à pâtisserie
50 ml (1/4 tasse) d'amandes moulues
50 ml (1/4 tasse) de graines de sésame moulues
50 ml (1/4 tasse) de germe de blé grillé
15 ml (1 c. à table) de poudre à pâte

Donne 12 gros muffins

Mode de préparation

Régler la température du four à 190 °C (375 °F). À l'aide du robot ou du mélangeur, réduire les bananes en purée. Ajouter le reste des ingrédients et bien mélanger. Verser la préparation dans des moules à muffins. Cuire au four environ 20 minutes.

Valeur nutritive d'une portion:
1,3 mg de fer
70 mg de calcium
51 mg de magnésium
5 mg de vitamine C
8,6 g de gras

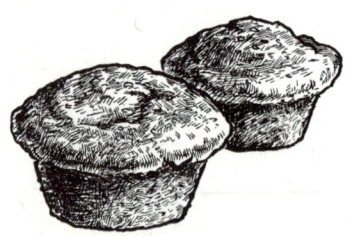

Fondue de melons

Ingrédients

1 kg (2 1/2 lb) de pastèque
1/2 melon Honeydew
1 cantaloup
250 ml (1 tasse) de fraises fraîches, lavées et
    équeutées
Zeste d'une orange
10 ml (2 c. à thé) de jus d'orange concentré décongelé
1 banane mûre
125 ml (1/2 tasse) de yogourt nature
Une pincée de muscade
60 ml (4 c. à table) de noix de Grenoble hachées

Donne 4 portions

Mode de préparation

Couper tous les melons en cubes d'environ 2,5 cm (1 po) et disposer un peu de chaque melon dans 4 assiettes à dessert.

Verser les fraises, le zeste et le jus dans le robot ou le mélangeur; réduire en purée et verser dans un petit bol de service.

Rincer le robot ou le mélangeur et déposer la banane, le yogourt et la muscade; réduire en une sauce onctueuse. Verser dans un autre petit bol de service.

Dans un troisième petit bol de service, déposer les noix hachées.

Garnir chaque assiette de melon avec une feuille de menthe fraîche.

Servir avec des fourchettes à fondue et disposer les trois garnitures au centre de la table.

Valeur nutritive d'une portion:
1,2 mg de fer
76 mg de magnésium
111 mg de calcium
147 mg de vitamine C
6,9 g de gras

menu 29

Des tonalités nouvelles sur un canevas traditionnel!
De superbes légumes dans la soupe du jour, un fromage de chèvre
sur la pizza, une purée de fruits givrée pour terminer.

Soupe de Nankin
Petite pizza au chèvre
Brocoli et carottes du jardin
Glaçons aux fruits d'été

Le repas complet renferme:
7,3 mg de fer
148 mg de magnésium
307 mg de calcium
180 mg de vitamine C
et seulement 21 g de gras

Soupe de Nankin

Ingrédients

15 ml (1 c. à table) d'huile de tournesol

2 gousses d'ail écrasées

500 ml (2 tasses) de pak-choi
en bouchées

50 ml (1/4 tasse) de vinaigre de riz ou de
vinaigre de cidre

375 ml (1 1/2 tasse) d'eau

45 ml (3 c. à table) de sauce tamari allégée en sel*

500 ml (2 tasses) de bouillon de poulet

250 g (1/2 lb) de tofu nature en cubes

1 carotte tranchée

300 ml (1 1/4 tasse) de champignons en
tranches épaisses

120 g (1/4 lb) de pois mange-tout coupés
diagonalement en deux

50 ml (1/4 tasse) d'oignons verts émincés

Pak-choi

Pois mange-tout

Donne de 4 à 6 portions selon que la soupe soit servie comme entrée ou comme repas léger.

Mode de préparation

Dans une casserole à fond épais, chauffer l'huile et y faire revenir l'ail pendant 2 minutes. Ajouter le pak-choi et 15 ml (1 c. à table) de vinaigre de riz ou de cidre. Sauter à feu vif pendant 2 minutes. Ajouter le reste du vinaigre, l'eau, la sauce tamari et le bouillon de poulet. Porter à ébullition, puis mijoter à découvert pendant 20 minutes. Ajouter les pois mange-tout et cuire 2 minutes de plus. Servir la soupe garnie d'oignons verts émincés.

Valeur nutritive d'une portion:
4,4 mg de fer
71 mg de magnésium
110 mg de calcium
52 mg de vitamine C
5 g de gras

* On trouve habituellement cette version naturelle et moins salée de la sauce soya dans les magasins d'aliments naturels.

Petite pizza au chèvre

Ingrédients

4 pains pita de blé entier (environ 18 cm/7 po de diamètre)
20 ml (4 c. à thé) d'huile d'olive
2 tomates fraîches tranchées finement
180 g (6 oz) de fromage de chèvre affiné, émietté
10 ml (2 c. à thé) d'origan séché
5 ml (1 c. à thé) de basilic séché
Poivre noir frais moulu
12 petites olives noires à la grecque (facultatif)

Donne 4 portions

Mode de préparation

Préchauffer le gril. Placer les pains pita sur une tôle à biscuits. À l'aide d'un pinceau, badigeonner d'huile une surface de chacun des pains pita.

Disposer les tranches de tomate sur la surface huilée des pains. Garnir de fromage, puis assaisonner d'origan, de basilic et de poivre. Si désiré, garnir chaque pizza de 3 olives.

Passer sous le gril de 3 à 4 minutes.

Valeur nutritive d'une portion:
2,1 mg de fer
45 mg de magnésium
141 mg de calcium
11 mg de vitamine C
15,8 g de gras

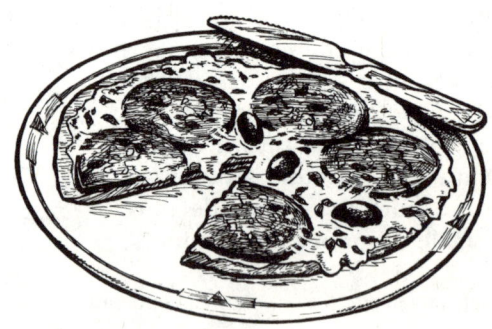

200

Glaçons aux fruits d'été

Ingrédients

500 ml (2 tasses) de fraises fraîches bien mûres
375 ml (1 1/2 tasse) de pastèque sans pépins, en cubes
Un soupçon de jus de lime

Donne 8 glaçons

Mode de préparation

Déposer dans un robot culinaire ou un mélangeur les fraises et les cubes de pastèque, arroser du jus de limette et réduire en purée. Verser dans un bac à glaçons (*popsicle*) et piquer d'un bâton. Congeler.

*Valeur nutritive
d'une portion:
0,2 mg de fer
7 mg de magnésium
8 mg de calcium
24 mg de vitamine C
0,2 g de gras*

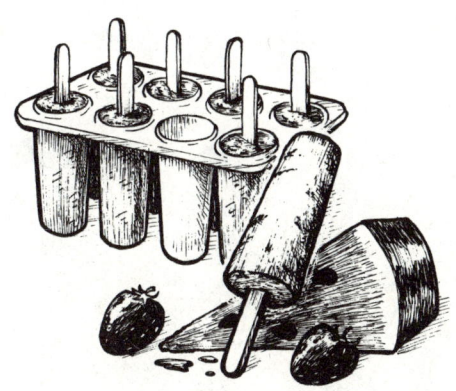

menu 30

Une superbe sauce qui vend les lentilles une fois pour toutes!
Un repas de tous les jours qui plaît aux petits et aux grands.

Laitue Boston en salade
Spaghetti de blé entier
Sauce tomate aux lentilles
Parmesan râpé
Pain pita grillé
Ananas, kiwis et fraises

Le repas complet renferme:
8,4 mg de fer
193 mg de magnésium
414 mg de calcium
121 mg de vitamine C
et seulement 18 g de gras

Sauce tomate aux lentilles

Ingrédients

250 ml (1 tasse) de lentilles brunes sèches
15 ml (1 c. à table) d'huile de tournesol
1 oignon haché
1 piment haché
1 branche de céleri hachée
2 carottes râpées
250 ml (1 tasse) de jus de légumes ou de tomate
250 ml (1 tasse) de champignons frais tranchés
1 boîte de 796 ml (28 oz) de tomates broyées
30 ml (2 c. à table) de persil frais haché
30 ml (2 c. à table) de mélasse
1 feuille de laurier
1 gousse d'ail hachée finement
Quelques gouttes de tabasco et de sauce Worcestershire
1 ml (1/4 c. à thé) d'origan
Sel et poivre
125 ml (1/2 tasse) de lait à 2 %, évaporé, non dilué

Donne environ 2 litres (8 tasses)

Mode de préparation

Dans une grande casserole, faire revenir dans l'huile l'oignon, le piment et le céleri pendant quelques minutes. Ajouter les lentilles et mélanger.

Ajouter le reste des ingrédients (à part le lait évaporé) et mijoter à découvert à feu doux pendant environ 45 minutes. Ajouter le lait évaporé non dilué. Mettre un couvercle et cuire de 20 à 30 minutes, jusqu'à ce que les lentilles soient tendres. Si la sauce est trop épaisse, ajouter du jus de légumes. Servir sur des pâtes avec du fromage parmesan frais râpé.

Valeur nutritive
de 250 ml (1 tasse):
4,8 mg de fer
62 mg de magnésium
136 mg de calcium
42 mg de vitamine C
2,7 g de gras

Ananas, kiwis et fraises

Ingrédients

1/2 ananas frais coupé en morceaux de 3 x 1 cm (1 1/4 x 1/2 po)
   et son jus
4 kiwis pelés et tranchés
4 grosses fraises nettoyées

Donne 4 portions

Mode de préparation

Déposer dans une assiette à dessert les morceaux d'ananas en couronne, placer les tranches de kiwi au centre et garnir d'une belle fraise. Arroser avec du jus frais de l'ananas. Servir.

Valeur nutritive d'une portion:
0,6 mg de fer
36 mg de magnésium
26 mg de calcium
71 mg de vitamine C

La fameuse crème Budwig!

Tout le monde parle de la fameuse crème Budwig. Certains n'en disent que du bien, d'autres expriment des réticences, mais personne n'est indifférent. Qui peut l'ignorer? Elle est maintenant vendue dans le commerce — semi-préparée, en sachet ou en petite boîte — et on la trouve aussi bien à la pharmacie qu'au magasin d'aliments naturels ou au supermarché.

Au milieu des années quatre-vingt, j'ai découvert la crème Budwig dans le livre du docteur Kousmine. J'ai l'ai ensuite essayée pour vérifier ce que m'en disaient certains patients, souvent de grands malades ou encore des personnes souffrant de problèmes intestinaux. Ces personnes qui avaient intégré cette crème dans leur alimentation sentaient qu'elles avaient plus d'énergie le matin ainsi qu'un meilleur fonctionnement intestinal. Elle ne pouvaient plus s'en passer! Je dois admettre que depuis ce temps la crème Budwig fait aussi partie de mon quotidien. Je la prépare avec les ingrédients de base, j'arrondis les quantités de fromage blanc, de céréales et de noix moulues. J'apprécie son goût et grâce à elle je me sens rassasiée jusqu'à la fin de l'avant-midi.

Créée en Allemagne dans les années cinquante par le docteur Johanna Budwig, ce mélange composé essentiellement de fromage blanc écrémé et d'huile de lin pressée à froid fournit à l'organisme des protéines et des acides gras essentiels facilement assimilables.

Mais voilà que depuis peu des commerçants cherchent à vendre de la crème Budwig minute en offrant des mélanges de graines sur le marché. En février dernier, on pouvait trouver pas moins de neuf préparations:

MARQUES	INGRÉDIENTS	PRÉPARATION	COÛT/PORTION
Adrien Gagnon	flocons d'avoine amandes graines de tournesol graines de sésame graines de lin	30 ml (2 c. à table) de fromage ou de yogourt ou de tofu 10 ml (2 c. à thé) d'huile de première pression à froid 30 ml (2 c. à table) de jus de citron 1 banane 10 ml (2 c. à thé) de miel 45 ml (3 c. à table) de mélange pour crème Budwig	1,00 $
Aliments de vie Canada	céréales Bio graines oléagineuses selon disponibilité raisins Sultana huile de tournesol Bio de première pression à froid, embouteillée	20 ml (4 c. à thé) de fromage ou de yogourt 10 ml (2 c. à thé) d'huile tournesol de première pression à froid Jus d'un demi-citron 1 banane ou du miel 45 ml (3 c. à table) de céréales Budwig	1,15 $
Gourmet Nutrition	graines de lin flocons d'avoine graines de sésame blanches amandes brunes	20 ml (4 c. à thé) de fromage ou de yogourt 30 ml (2 c. à table) de jus de citron 1 fruit 45 ml (3 c. à table) de crème Budwig	0,85 $
La Pause Santé	bananes séchées grains de sarrasin moulus amandes blanches moulues lait en poudre à 2 % cultures de yogourt acide citrique de mélasse vitamine C ajoutée huile de tournesol de première pression à froid	1 sachet de base 1 sachet d'huile 50 à 80 ml (1/4 à 1/3 tasse) d'eau 1 fruit	1,60 $
Le Naturiste	grains de sarrasin blanc ou de millet ou d'avoine graines de sésame orientales graines de tournesol	20 ml (4 c. à thé) de fromage 10 ml (2 c. à thé) d'huile de première pression à froid 1 banane 20 ml (4 c. à thé) de crème Budwig Jus d'un demi-citron	0,80 $
Les Produits Naturels Suisse	millet graines de lin graines de tournesol raisins Thompson amandes	45 ml (3 c. à table) de crème Budwig Jus d'un demi-citron 10 ml (2 c. à thé) d'huile de lin ou de tournesol 1 banane ou du miel 20 ml (4 c. à thé) de fromage ou de yogourt	1,15 $
Meilleures Marques	avoine Bio ou blé amandes graines de lin raisins Sultana graines de sésame huile de tournesol de première pression à froid miel	30 ml (2 c. à table) de fromage ou de yogourt Jus d'un demi-citron 1 fruit 45 ml (3 c. à table) de crème Budwig	1,15 $

MARQUES	INGRÉDIENTS	PRÉPARATION	COÛT/PORTION
Natur	millet biologique certifié graines de citrouille graines de lin biologiques certifiées lécithine	30 ml (2 c. à table) de crème Budwig 30 ml (2 c. à table) de fromage ou de yogourt 15 ml (1 c. à table) d'huile de première pression à froid Jus d'un demi-citron 1 banane	1,00 $
Nutri-Forme	amande d'avoine ou blé ou flocons d'avoine ou millet ou orge ou riz ou sarrasin amandes ou graines de lin ou graines de tournesol ou graines de sésame	30 ml (2 c. à table) de fromage ou de yogourt 30 ml (2 c. à table) d'huile de première pression à froid Jus d'un demi-citron 1 fruit 45 à 60 ml (3 à 4 c. à table) de crème Budwig	1,20 $ à 1,35 $
Recette maison	céréale complète crue graines oléagineuses au choix	10 ml (2 c. à thé) d'huile de première pression à froid 20 ml (4 c. à thé) de fromage ou de yogourt Jus d'un demi-citron 1 banane 10 ml (2 c. à thé) de céréale crue moulue 10 ml (2 c. à thé) de noix moulues	0,80 $

Certes, tous ces produits vendus dans le commerce sont faits de céréales entières et de graines oléagineuses, mais il demeure que la recette maison respecte mieux certains principes mis de l'avant par Kousmine, soit:

• l'utilisation d'une seule céréale et d'une seule graine à la fois;

• la non-utilisation de la céréale de blé;

• l'utilisation d'une huile de lin de préférence, pressée à froid et réfrigérée jusqu'au dernier moment pour préserver sa fraîcheur;

• l'absence de fruits secs (raisins secs) ou autres sucres pour éviter les problèmes de flatulence;

• la présence de banane fraîche comme source importante de potassium et de vitamine B_6.

La crème Budwig n'est évidemment pas l'unique petit déjeuner qui soit nutritif, mais elle en est un bon exemple puisqu'elle fournit de bonnes protéines, des acides gras essentiels, des grains entiers et des fruits frais. Une expérience culinaire à tenter!

Crème Budwig[1]

Ingrédients

10 ml (2 c. à thé) d'huile pressée à froid[2]
    (huile de lin, de tournesol ou de carthame)
20 ml (4 c. à thé) de fromage blanc maigre
    (Quark de Liberté, Damablanc, cottage), ou de yogourt nature écrémé,
    ou même de tofu
Jus d'un demi-citron
1 banane bien mûre
10 ml (2 c. à thé) de céréales complètes crues[3] fraîchement moulues
    (avoine, sarrasin, millet, riz brun, orge)
10 ml (2 c. à thé) de graines oléagineuses fraîchement moulues
    (graines de sésame, graines de tournesol, graines de citrouille,
    amandes, noisettes)

Donne 1 portion

Mode de préparation

Moudre les céréales et les graines séparément
à l'aide d'un moulin à café[4].

Au robot ou au mélangeur, battre en
crème le fromage et l'huile jusqu'à ce que
l'huile soit bien incorporée à la préparation.

Trancher la banane et ajouter au
mélange ainsi que le jus de citron.

Lorsque la préparation est lisse, ajouter les céréales et les graines moulues.

Servir et manger immédiatement.

---

1. Une adaptation de la recette du docteur C. Kousmine, tirée de son livre *Soyez bien dans votre assiette jusqu'à 80 ans et plus,* Éditions Primeur Sand, 1985.
2. L'huile pressée à froid se conserve au réfrigérateur.
3. Dr Kousmine ne recommande ni le blé ni le seigle crus dans la crème Budwig.
4. Pour abréger la préparation du matin, il est possible de moudre les graines et les céréales et de les garder au réfrigérateur pendant quelques jours.

▬

La valeur nutritive complète d'une portion (préparée avec l'avoine et les graines de sésame), la teneur en minéraux et en vitamines peuvent varier selon la céréale et les graines utilisées:

252 calories

5,2 g de protéines

32,9 g de glucides

3,3 g de fibres alimentaires

13 g de gras dont 1,7 g sont saturés, 3 g monoinsaturés et 7,5 g polyinsaturés

0,8 mg de cholestérol

12 équivalents rétinol de vitamine A

0,13 mg de thiamine

0,17 mg de riboflavine

0,96 mg de niacine

0,7 mg de vitamine B_6

0,12 mg de vitamine B_{12}

36 microgrammes d'acide folique

0,4 mg d'acide pantothénique

21 mg de vitamine C

6,5 mg de vitamine E

80 mg de calcium

1,4 mg de fer

0,4 mg de cuivre

61 mg de magnésium

102 mg de phosphore

535 mg de potassium

3,6 mg de sélénium

78 mg de sodium

0,8 mg de zinc

▬

Index

215

219

Table des matières

Chou frisé à la méditerranéenne
Tarte jolie au tofu et aux fruits

Champignons crus et feta en salade
Poulet aux légumes très verts parfumé au gingembre
Pilaf au bulghur
Fruits d'été en folie

Pak-choi et poivrons doux en salade
Terrine chaude de pois chiches
Coulis de tomates fraîches
Purée-mousse de céleri-rave
Banane, sauce veloutée à la caroube

Jus de légume
Galette de tofu
Riz sauvage, épinards et fèves germées en salade folle
Pain de blé entier
Kiwi et clémentine en duo

Potage au cresson et aux pois verts
Haricots blancs, sauce à la reine
Fettucine aux épinards
Quartier de cantaloup au coulis de fraises

Potage froid au poivron rouge
Terrine de foies de poulet au poivre vert
Pain de blé entier
Fenouil et roquette en salade
Crème veloutée de tofu aux bananes

Carottes, chou vert et pomme en salade
Cassoulet de haricots blancs aux trois fromages
Petit pain de blé entier
Fraises fraîches à la liqueur de framboise

Ouvrages parus chez les éditeurs du groupe Sogides

* Pour l'Amérique du Nord seulement

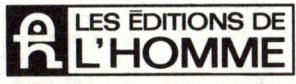

LES ÉDITIONS DE L'HOMME

AFFAIRES

* **Acheter une franchise,** Levasseur, Pierre
* **Bourse, La,** Brown, Mark
* **Comprendre le marketing,** Levasseur, Pierre
* **Devenir exportateur,** Levasseur, Pierre
Étiquette des affaires, L', Jankovic, Elena
* **Faire son testament soi-même,** Poirier, Me Gérald et Lescault-Nadeau, Martine
Finances, Les, Hutzler, Laurie H.
Gérer ses ressources humaines, Levasseur, Pierre

Gestionnaire, Le, Colwell, Marian
Informatique, L', Cone, E. Paul
* **Lancer son entreprise,** Levasseur, Pierre
Leadership, Le, Cribbin, James
Meeting, Le, Holland, Gary
Mémo, Le, Reinold, Cheryl
* **Ouvrir et gérer un commerce de détail,** Roberge, C.-D. et Charbonneau, A.
Patron, Le, Reinold, Cheryl
* **Stratégies de placements,** Nadeau, Nicole

ANIMAUX

Art du dressage, L', Chartier, Gilles
Cheval, Le, Leblanc, Michel
Chien dans votre vie, Le, Margolis, M. et Swan, C.
Éducation du chien de 0 à 6 mois, L', DeBuyser, Dr Colette et Dehasse, Dr Joël
* **Encyclopédie des oiseaux,** Godfrey, W. Earl
Guide de l'oiseau de compagnie, Le, Dr R. Dean Axelson
Guide des oiseaux, Le, T.1, Stokes, W. Donald
Guide des oiseaux, Le, T.2, Stokes, W. Donald et Stokes, Q. Lilian

* **Mon chat, le soigner, le guérir,** D'Orangeville, Christian
Observations sur les mammifères, Provencher, Paul
* **Papillons du Québec, Les,** Veilleux, Christian et Prévost, Bernard
Petite ferme, T.1, Les animaux, Trait, Jean-Claude
Vous et vos oiseaux de compagnie, Huard-Viau, Jacqueline
Vous et vos poissons d'aquarium, Ganiel, Sonia
Vous et votre beagle, Eylat, Martin
Vous et votre berger allemand, Eylat, Martin

ANIMAUX

Vous et votre boxer, Herriot, Sylvain
Vous et votre braque allemand,
Eylat, Martin
Vous et votre caniche, Shira, Sav
Vous et votre chat de gouttière,
Mamzer, Annie
Vous et votre chat tigré, Eylat, Odette
Vous et votre chihuahua, Eylat, Martin
Vous et votre chow-chow,
Pierre Boistel
Vous et votre cocker américain,
Eylat, Martin
Vous et votre collie, Éthier, Léon
Vous et votre dalmatien, Eylat, Martin
Vous et votre danois, Eylat, Martin
Vous et votre doberman, Denis, Paula
Vous et votre fox-terrier, Eylat, Martin
Vous et votre golden retriever,
Denis, Paula
Vous et votre husky, Eylat, Martin

Vous et votre labrador,
Van Der Heyden, Pierre
Vous et votre lévrier afghan,
Eylat, Martin
Vous et votre lhassa apso,
Van Der Heyden, Pierre
Vous et votre persan, Gadi, Sol
Vous et votre petit rongeur,
Eylat, Martin
Vous et votre schnauzer, Eylat, Martin
Vous et votre serpent, Deland, Guy
Vous et votre setter anglais,
Eylat, Martin
Vous et votre shih-tzu, Eylat, Martin
Vous et votre siamois, Eylat, Odette
Vous et votre teckel, Boistel, Pierre
Vous et votre terre-neuve,
Pacreau, Marie-Edmée
Vous et votre yorkshire,
Larochelle, Sandra

ARTISANAT/BRICOLAGE

Art du pliage du papier, L',
Harbin, Robert
* **Artisanat québécois, T.1,** Simard, Cyril
* **Artisanat québécois, T.2,** Simard, Cyril
* **Artisanat québécois, T.3,** Simard, Cyril
* **Artisanat québécois, T.4,** Simard, Cyril
et Bouchard, Jean-Louis
* **Construire des cabanes d'oiseaux,**
Dion, André

* **Encyclopédie de la maison québécoise,**
Lessard, Michel et Villandré, Gilles
* **Encyclopédie des antiquités,**
Lessard, Michel et Marquis, Huguette
* **J'apprends à dessiner,** Nassh, Joanna
Taxidermie moderne, La, Labrie, Jean
* **Tissage, Le,** Grisé-Allard, Jeanne et
Galarneau, Germaine
Vitrail, Le, Bettinger, Claude

BIOGRAPHIES

* **Brian Orser - Maître du triple axel,**
Orser, Brian et Milton, Steve
* **Dans la fosse aux lions,** Chrétien, Jean
* **Dans la tempête,** Lachance, Micheline
* **Duplessis, T.1 - L'ascension,**
Black, Conrad
* **Duplessis, T.2 - Le pouvoir,**
Black, Conrad
* **Ed Broadbent - La conquête obstinée
du pouvoir,** Steed, Judy
* **Establishment canadien, L',**
Newman, Peter C.
* **Larry Robinson,** Robinson, Larry et
Goyens, Chrystian
* **Michel Robichaud - Monsieur Mode,**
Charest, Nicole

* **Monopole, Le,** Francis, Diane
* **Nouveaux riches, Les,**
Newman, Peter C.
* **Paul Desmarais - Un homme et son em-
pire,** Greber, Dave
* **Plamondon - Un cœur de rockeur,**
Godbout, Jacques
* **Prince de l'Église, Le,** Lachance, Micheline
* **Québec Inc.,** Fraser, M.
* **Rick Hansen - Vivre sans frontières,**
Hansen, Rick et Taylor, Jim
* **Saga des Molson, La,** Woods, Shirley
* **Sous les arches de McDonald's,**
Love, John F.
* **Trétiak, entre Moscou et Montréal,**
Trétiak, Vladislav

BIOGRAPHIES

* **Une femme au sommet - Son excellence Jeanne Sauvé,** Woods, Shirley E.

CARRIÈRE/VIE PROFESSIONNELLE

* **Choix de carrières, T.1,** Milot, Guy
* **Choix de carrières, T.2,** Milot, Guy
* **Choix de carrières, T.3,** Milot, Guy
  Comment rédiger son curriculum vitae, Brazeau, Julie
  Guide du succès, Le, Hopkins, Tom
* **Je cherche un emploi,** Brazeau, Julie
  Parlez pour qu'on vous écoute, Brien, Michèle

Relations publiques, Les, Doin, Richard et Lamarre, Daniel
Techniques de vente par téléphone, Porterfield, J.-D.
* **Test d'aptitude pour choisir sa carrière,** Barry, Linda et Gale
  Une carrière sur mesure, Lemyre-Desautels, Denise
  Vente, La, Hopkins, Tom

CUISINE

* **À table avec Sœur Angèle,** Sœur Angèle
* **Art d'apprêter les restes, L',** Lapointe, Suzanne
  Barbecue, Le, Dard, Patrice
* **Biscuits, brioches et beignes,** Saint-Pierre, A.
* **Boîte à lunch, La,** Lambert-Lagacé, Louise
  Brunches et petits déjeuners en fête, Bergeron, Yolande
  100 recettes de pain faciles à réaliser, Saint-Pierre, Angéline
* **Confitures, Les,** Godard, Misette
  Congélation de A à Z, La, Hood, Joan
  Congélation des aliments, La, Lapointe, Suzanne
  Conserves, Les, Sœur Berthe
  Crème glacée et sorbets, Lebuis, Yves et Pauzé, Gilbert
  Crêpes, Les, Letellier, Julien
  Cuisine au wok, Solomon, Charmaine
  Cuisine aux micro-ondes 1 et 2 portions, Marchand, Marie-Paul
* **Cuisine chinoise traditionnelle, La,** Chen, Jean
* **Cuisine créative Campbell, La,** Cie Campbell
  Cuisine facile aux micro-ondes, Saint-Amour, Pauline
* **Cuisine joyeuse de Sœur Angèle, La,** Sœur Angèle
  Cuisine micro-ondes, La, Benoît, Jehane

* **Cuisine santé pour les aînés,** Hunter, Denyse
  Cuisiner avec le four à convection, Benoît, Jehane
* **Cuisiner avec les champignons sauvages du Québec,** Leclerc, Claire L.
  Faire son pain soi-même, Murray Gill, Janice
* **Faire son vin soi-même,** Beaucage, André
  Fine cuisine aux micro-ondes, La, Dard, Patrice
  Fondues et flambées de maman Lapointe, Lapointe, Suzanne
  Fondues, Les, Dard, Patrice
  Je me débrouille en cuisine, Richard, Diane
  Livre du café, Le, Letellier, Julien
  Menus pour recevoir, Letellier, Julien
  Muffins, Les, Clubb, Angela
  Nouvelle cuisine micro-ondes I, La, Marchand, Marie-Paul et Grenier, Nicole
  Nouvelles cuisine micro-ondes II, La, Marchand, Marie-Paul et Grenier, Nicole
  Omelettes, Les, Letellier, Julien
  Pâtes, Les, Letellier, Julien
* **Pâtisserie, La,** Bellot, Maurice-Marie
* **Recettes au blender,** Huot, Juliette
* **Recettes de gibier,** Lapointe, Suzanne
* **Robot culinaire, Le,** Martin, Pol

DIÉTÉTIQUE

Combler ses besoins en calcium,
Hunter, Denyse
* Compte-calories, Le, Brault-Dubuc, M.
et Caron Lahaie, L.
* Cuisine du monde entier avec Weight
Watchers, Weight Watchers
Cuisine sage, Une, Lambert-Lagacé,
Louise
Défi alimentaire de la femme, Le,
Lambert-Lagacé, Louise
* Diète Rotation, La, Katahn, Dr Martin
* Diététique dans la vie quotidienne,
Lambert-Lagacé, Louise
Livre des vitamines, Le, Mervyn, Leonard
Menu de santé, Lambert-Lagacé, Louise
Oubliez vos allergies, et... bon appétit,
Association de l'information sur les
allergies

* Petite et grande cuisine végétarienne,
Bédard, Manon
* Plan d'attaque Weight Watchers, Le,
Nidetch, Jean
* Plan d'attaque Plus Weight Watchers,
Le, Nidetch, Jean
* Régimes pour maigrir,
Beaudoin, Marie-Josée
Sage bouffe de 2 à 6 ans, La,
Lambert-Lagacé, Louise
* Weight Watchers - Cuisine rapide et
savoureuse, Weight Watchers
* Weight Watchers - Agenda 85 -
Français, Weight Watchers
* Weight Watchers - Agenda 85 -
Anglais, Weight Watchers
* Weight Watchers - Programme -
Succès Rapide, Weight Watchers

ENFANCE

* Aider son enfant en maternelle,
Pedneault-Pontbriand, Louise
Années clés de mon enfant, Les,
Caplan, Frank et Thérèsa
Art de l'allaitement maternel, L',
Ligue internationale La Leche
Avoir un enfant après 35 ans,
Robert, Isabelle
Bientôt maman, Whalley, J., Simkin, P.
et Keppler, A.
Comment nourrir son enfant,
Lambert-Lagacé, Louise
Deuxième année de mon enfant, La,
Caplan, Frank et Thérèsa
Développement psychomoteur du
bébé, Calvet, Didier
Douze premiers mois de mon enfant,
Les, Caplan, Frank
* En attendant notre enfant,
Pratte-Marchessault, Yvette
* Enfant unique, L', Peck, Ellen
Évoluer avec ses enfants,
Gagné, Pierre-Paul
Exercices aquatiques pour les futures
mamans, Dussault, J. et Demers, C.
* Femme enceinte, La,
Bradley, Robert A.

* Futur père, Pratte-Marchessault, Yvette
Jouons avec les lettres,
Doyon-Richard, Louise
Langage de votre enfant, Le,
Langevin, Claude
Mal des mots, Le, Thériault, Denise
Manuel Johnson et Johnson des
premiers soins, Le, Rosenberg,
Dr Stephen N.
Massage des bébés, Le,
Auckette, Amédia D.
Mon enfant naîtra-t-il en bonne santé?
Scher, Jonathan et Dix, Carol
* Pour bébé, le sein ou le biberon?
Pratte-Marchessault, Yvette
* Pour vous future maman, Sekely, Trude
Préparez votre enfant à l'école,
Doyon-Richard, Louise
Psychologie de l'enfant de 0 à 10 ans,
Cholette-Pérusse, Françoise
Respirations et positions
d'accouchement, Dussault, Joanne
Soins de la première année de bébé,
Les, Kelly, Paula
Tout se joue avant la maternelle,
Ibuka, Masaru

ÉSOTÉRISME

Avenir dans les feuilles de thé, L,
  Fenton, Sasha
Graphologie, La, Santoy, Claude
Interprétez vos rêves, Stanké, Louis
Lignes de la main, Stanké, Louis

Lire dans les lignes de la main,
  Morin, Michel
Vos rêves sont des miroirs, Cayla, Henri
Votre avenir par les cartes,
  Stanké, Louis

HISTOIRE

* **Arrivants, Les,** Collectif
* **Civilisation chinoise, La,** Guay, Michel
* **Or des cavaliers thraces, L',**
  Palais de la civilisation

* **Samuel de Champlain,**
  Armstrong, Joe C.W.

JARDINAGE

* **Chasse-insectes pour jardins, Le,**
  Michaud, O.
* **Comment cultiver un jardin potager,**
  Trait, J.-C.
* **Encyclopédie du jardinier,**
  Perron, W. H.
* **Guide complet du jardinage,**
  Wilson, Charles
  J'aime les azalées, Deschênes, Josée
  J'aime les cactées, Lamarche, Claude
  J'aime les rosiers, Pronovost, René
  J'aime les tomates, Berti, Victor

  J'aime les violettes africaines,
  Davidson, Robert
  Jardin d'herbes, Le, Prenis, John
* **Je me débrouille en aménagement**
  extérieur, Bouillon, Daniel et
  Boisvert, Claude
* **Petite ferme, T.2- Jardin potager,**
  Trait, Jean-Claude
* **Plantes d'intérieur, Les,** Pouliot, Paul
* **Techniques de jardinage, Les,**
  Pouliot, Paul
  Terrariums, Les, Kayatta, Ken

JEUX/DIVERTISSEMENTS

* **Améliorons notre bridge,**
  Durand, Charles
* **Bridge, Le,** Beaulieu, Viviane
* **Clés du scrabble, Les,** Sigal, Pierre A.
  Dictionnaire des mots croisés, noms
  communs, Lasnier, Paul
  Dictionnaire des mots croisés, noms
  propres, Piquette, Robert
  Dictionnaire raisonné des mots croisés,
  Charron, Jacqueline

* **Jouons ensemble,** Provost, Pierre
  Livre des patiences, Le, Bezanovska, M.
  et Kitchevats, P.
  Monopoly, Orbanes, Philip
* **Ouverture aux échecs,** Coudari, Camille
* **Scrabble, Le,** Gallez, Daniel
  Techniques du billard, Morin, Pierre

LINGUISTIQUE

Anglais par la méthode choc, L',
  Morgan, Jean-Louis
J'apprends l'anglais, Sillicani, Gino et
  Grisé-Allard, Jeanne

* **Secrétaire bilingue, La,** Lebel, Wilfrid

LIVRES PRATIQUES

* **Acheter ou vendre sa maison,**
  Brisebois, Lucille
* **Assemblées délibérantes, Les,**
  Girard, Francine
  Chasse-insectes dans la maison, Le,
  Michaud, O.
  Chasse-taches, Le, Cassimatis, Jack
* **Comment réduire votre impôt,**
  Leduc-Dallaire, Johanne
* **Guide de la haute-fidélité, Le,**
  Prin, Michel
  **Je me débrouille en aménagement
  intérieur,** Bouillon, Daniel et
  Boisvert, Claude
  Livre de l'étiquette, Le, du Coffre,
  Marguerite
* **Loi et vos droits, La,**
  Marchand, Me Paul-Émile
* **Maîtriser son doigté sur un clavier,**
  Lemire, Jean-Paul
* **Mécanique de mon auto, La,** Time-Life
* **Mon automobile,** Collège Marie-Victorin
  et Gouv. du Québec

**Notre mariage (étiquette et
  planification),**
  du Coffre, Marguerite
* **Petits appareils électriques,**
  Collaboration
  Petit guide des grands vins, Le,
  Orhon, Jacques
* **Piscines, barbecues et patio,**
  Collaboration
* **Roulez sans vous faire rouler, T.3,**
  Edmonston, Philippe
  Séjour dans les auberges du Québec,
  Cazelais, Normand et
  Coulon, Jacques
  Se protéger contre le vol,
  Kabundi, Marcel et
  Normandeau, André
* **Tout ce que vous devez savoir sur le
  condominium,** Dubois, Robert
  Univers de l'astronomie, L',
  Tocquet, Robert
  Week-end à New York, Tavernier-
  Cartier, Lise

MUSIQUE

Chant sans professeur, Le,
  Hewitt, Graham
Guitare, La, Collins, Peter
Guitare sans professeur, La,
  Evans, Roger

Piano sans professeur, Le, Evans, Roger
Solfège sans professeur, Le,
  Evans, Roger

NOTRE TRADITION

* **Encyclopédie du Québec, T.2,**
  Landry, Louis
  Généalogie, La, Faribeault-Beauregard,
  M. et Beauregard Malak, E.
* **Maison traditionnelle au Québec, La,**
  Lessard, Michel

* **Moulins à eau de la vallée du Saint-
  Laurent, Les,** Villeneuve, Adam
* **Sculpture ancienne au Québec, La,**
  Porter, John R. et Bélisle, Jean
* **Temps des fêtes au Québec, Le,**
  Montpetit, Raymond

PHOTOGRAPHIE

**Apprenez la photographie avec
  Antoine Désilets,** Désilets, Antoine
8/Super 8/16, Lafrance, André
Fabuleuse lumière canadienne,
  Hines, Sherman
* **Initiation à la photographie,**
  London, Barbara

* **Initiation à la photographie-Canon,**
  London, Barbara
* **Initiation à la photographie-Minolta,**
  London, Barbara
* **Initiation à la photographie-Nikon,**
  London, Barbara

PHOTOGRAPHIE

* **Initiation à la photographie-Olympus,**
  London, Barbara
* **Initiation à la photographie-Pentax,**
  London, Barbara

Photo à la portée de tous, La,
Désilets, Antoine

PSYCHOLOGIE

Aider mon patron à m'aider,
Houde, Eugène
* **Amour de l'exigence à la préférence,**
  L', Auger, Lucien
Apprivoiser l'ennemi intérieur,
Bach, Dr G. et Torbet, L.
Art d'aider, L', Carkhuff, Robert R.
Auto-développement, L', Garneau, Jean
* **Bonheur au travail, Le,** Houde, Eugène
Bonheur possible, Le, Blondin, Robert
Ces hommes qui méprisent les
femmes… et les femmes qui les
aiment, Forward, Dr S. et
Torres, J.
Changer ensemble, les étapes du
couple, Campbell, Suzan M.
Chimie de l'amour, La,
Liebowitz, Michael
Comment animer un groupe,
Office Catéchèse
Comment déborder d'énergie,
Simard, Jean-Paul
Communication dans le couple, La,
Granger, Luc
Communication et épanouissement
personnel, Auger, Lucien
Contact, Zunin, L. et N.
Découvrir un sens à sa vie avec la logo-
thérapie, Frankl, D^r V.
* **Dynamique des groupes,** Aubry, J.-M.
  et Saint-Arnaud, Y.
Élever des enfants sans perdre la
boule, Auger, Lucien
Enfants de l'autre, Les, Paris, Erna
Être soi-même, Corkille Briggs, D.
Facteur chance, Le, Gunther, Max
Infidélité, L', Leigh, Wendy
Intuition, L', Goldberg, Philip
* **J'aime,** Saint-Arnaud, Yves
Journal intime intensif, Le, Progoff, Ira
Mensonge amoureux, Le,
Blondin, Robert
Parce que je crois aux enfants,
Ruffo, Andrée

Parle-moi… j'ai des choses à te dire,
Salomé, Jacques
Perdant / Gagnant - Réussissez vos
échecs, Hyatt, Carole et
Gottlieb, Linda
* **Personne humaine, La ,**
  Saint-Arnaud, Yves
* **Plaisirs du stress, Les,**
  Hanson, Dr Peter, G.
Pourquoi l'autre et pas moi? - Le droit
à la jalousie, Auger, Dr Louise
Prévenir et surmonter la déprime,
Auger, Lucien
* **Prévoir les belles années de la retraite,**
  D. Gordon, Michael
* **Psychologie de l'amour romantique,**
  Branden, D^r N.
Puissance de l'intention, La,
Leider, R.-J.
S'affirmer et communiquer, Beaudry,
Madeleine et Boisvert, J.R.
S'aider soi-même, Auger, Lucien
S'aider soi-même d'avantage,
Auger, Lucien
* **S'aimer pour la vie,** Wanderer, Dr Zev
Savoir organiser, savoir décider,
Lefebvre, Gérald
Savoir relaxer pour combattre le
stress, Jacobson, Dr Edmund
Se changer, Mahoney, Michael
Se comprendre soi-même par les tests,
Collectif
Se connaître soi-même, Artaud, Gérard
Se créer par la Gestalt, Zinker, Joseph
* **Se guérir de la sottise,** Auger, Lucien
Si seulement je pouvais changer!
Lynes, P.
Tendresse, La, Wolfl, N.
Vaincre ses peurs, Auger, Lucien
Vivre avec sa tête ou avec son cœur,
Auger, Lucien

ROMANS/ESSAIS/DOCUMENTS

* **Baie d'Hudson, La,** Newman, Peter, C.
* **Conquérants des grands espaces, Les,**
  Newman, Peter, C.
* **Des Canadiens dans l'espace,**
  Dotto, Lydia
* **Dieu ne joue pas aux dés,** Laborit, Henri
* **Frères divorcés, Les,** Godin, Pierre
* **Insolences du Frère Untel, Les,**
  Desbiens, Jean-Paul
* **J'parle tout seul,** Coderre, Émile

* **Option Québec,** Lévesque, René
* **Oui,** Lévesque, René
* **Provigo,** Provost, René et
  Chartrand, Maurice
* **Sur les ailes du temps (Air Canada),**
  Smith, Philip
* **Telle est ma position,** Mulroney, Brian
* **Trois semaines dans le hall du Sénat,**
  Hébert, Jacques
* **Un second souffle,** Hébert, Diane

SANTÉ/BEAUTÉ

* **Ablation de la vésicule biliaire, L',**
  Paquet, Jean-Claude
* **Ablation des calculs urinaires, L',**
  Paquet, Jean-Claude
* **Ablation du sein, L',** Paquet, Jean-claude
* **Allergies, Les,** Delorme, Dr Pierre
  Bien vivre sa ménopause,
  Gendron, Dr Lionel
  Charme et sex-appeal au masculin,
  Lemelin, Mireille
  Chasse-rides, Leprince, C.
* **Chirurgie vasculaire, La,**
  Paquet, Jean-Claude
  Comment devenir et rester mince,
  Mirkin, Dr Gabe
  De belles jambes à tout âge,
  Lanctôt, D^r G.
* **Dialyse et la greffe du rein, La,**
  Paquet, Jean-Claude
  Être belle pour la vie, Bronwen, Meredith
  Glaucomes et les cataractes, Les,
  Paquet, Jean-Claude
* **Grandir en 100 exercices,**
  Berthelet, Pierre
* **Hernies discales, Les,**
  Paquet, Jean-Claude
  Hystérectomie, L', Alix, Suzanne
  Maigrir: La fin de l'obsession,
  Orbach, Susie
* **Malformations cardiaques**
  congénitales, Les,
  Paquet, Jean-Claude
  Maux de tête et migraines,
  Meloche, Dr J. , Dorion, J.
  Perdre son ventre en 30 jours H-F, Bur-
  stein, Nancy et Roy, Matthews

* **Pontage coronarien, Le,**
  Paquet, Jean-Claude
* **Prothèses d'articulation,**
  Paquet, Jean-Claude
* **Redressements de la colonne,**
  Paquet, Jean-Claude
* **Remplacements valvulaires, Les,**
  Paquet, Jean-Claude
  Ronfleurs, réveillez-vous, Piché, D^r J.
  et Delage, J.
  Syndrome prémenstruel, Le,
  Shreeve, Dr Caroline
  Travailler devant un écran,
  Feeley, Dr Helen
  30 jours pour avoir de beaux cheveux,
  Davis, Julie
  30 jours pour avoir de beaux ongles,
  Bozic, Patricia
  30 jours pour avoir de beaux seins,
  Larkin, Régina
  30 jours pour avoir de belles fesses,
  Cox, D. et Davis, Julie
  30 jours pour avoir un beau teint,
  Zizmon, Dr Jonathan
  30 jours pour cesser de fumer,
  Holland, Gary et Weiss, Herman
  30 jours pour mieux s'organiser,
  Holland, Gary
  30 jours pour redevenir un couple
  amoureux, Nida, Patricia et
  Cooney, Kevin
  30 jours pour un plus grand épanouisse-
  ment sexuel, Schneider, A.
  Vos dents, Kandelman, Dr Daniel
  Vos yeux, Chartrand, Marie et
  Lepage-Durand, Micheline

SEXUALITÉ

Contacts sexuels sans risques,
I.A.S.H.S.
* Guide illustré du plaisir sexuel,
Corey, Dr Robert et Helg, E.
Ma sexualité de 0 à 6 ans,
Robert, Jocelyne
Ma sexualité de 6 à 9 ans,
Robert, Jocelyne
Ma sexualité de 9 à 12 ans,
Robert, Jocelyne
Mille et une bonnes raisons pour le
convaincre d'enfiler un condom et
pourquoi c'est important pour
vous..., Bretman, Patti,
Knutson, Kim et Reed, Paul

* Nous on en parle, Lamarche, M. et
Danheux, P.
Pour jeunes seulement, photoroman
d'éducation à la sexualité,
Robert, Jocelyne
Sexe au féminin, Le, Kerr, Carmen
Sexualité du jeune adolescent, La,
Gendron, Lionel
Shiatsu et sensualité, Rioux, Yuki
* 100 trucs de billard, Morin, Pierre

SPORTS

Apprenez à patiner, Marcotte, Gaston
Arc et la chasse, L', Guardo, Greg
Armes de chasse, Les,
Petit-Martinon, Charles
Badminton, Le, Corbeil, Jean
* Canadiens de 1910 à nos jours, Les,
Turowetz, Allan et Goyens, C.
Carte et boussole, Kjellstrom, Bjorn
Comment se sortir du trou au golf,
Brien, Luc
Comment vivre dans la nature,
Rivière, Bill
Corrigez vos défauts au golf,
Bergeron, Yves
* Curling, Le, Lukowich, E.
De la hanche aux doigts de pieds,
Schneider, Myles J. et
Sussman, Mark D.
Devenir gardien de but au hockey,
Allaire, François
Golf au féminin, Le, Bergeron, Yves
Grand livre des sports, Le,
Groupe Diagram
Guide complet de la pêche à la
mouche, Le, Blais, J.-Y.
Guide complet du judo, Le, Arpin, Louis
Guide complet du self-defense, Le,
Arpin, Louis
Guide de l'alpinisme, Le,
Cappon, Massimo
Guide de la survie de l'armée
américaine, Le, Collectif
Guide des jeux scouts, Association des
scouts
Guide du trappeur, Le, Provencher, Paul
Initiation à la planche à voile, Wulff, D.
et Morch, K.

J'apprends à nager, Lacoursière, Réjean
Je me débrouille à la chasse,
Richard, Gilles et Vincent, Serge
Je me débrouille à la pêche,
Vincent, Serge
Je me débrouille à vélo,
Labrecque, Michel et Boivin, Robert
Je me débrouille dans une
embarcation, Choquette, Robert
Jogging, Le, Chevalier, Richard
* Jouez gagnant au golf, Brien, Luc
* Larry Robinson, le jeu défensif,
Robinson, Larry
Manuel de pilotage, Transport Canada
Marathon pour tous, Le, Anctil, Pierre
Maxi-performance, Garfield, Charles A.
et Bennett, Hal Zina
Mon coup de patin, Wild, John
Musculation pour tous, La,
Laferrière, Serge
* Partons en camping, Satterfield, Archie
et Bauer, Eddie
Partons sac au dos, Satterfield, Archie
et Bauer, Eddie
Passes au hockey, Chapleau, Claude
Pêche à la mouche, La, Marleau, Serge
Pêche à la mouche, Vincent, Serge
Planche à voile, La, Maillefer, Gérard
Programme XBX, Aviation Royale du
Canada
Racquetball, Corbeil, Jean
Racquetball plus, Corbeil, Jean
Rivières et lacs canotables, Fédération
québécoise du canot-camping
S'améliorer au tennis, Chevalier Richard
Saumon, Le, Dubé, J.-P.

SPORTS

Secrets du baseball, Les,
   Raymond, Claude
Ski de randonnée, Le, Corbeil, Jean
Taxidermie, La, Labrie, Jean
Taxidermie moderne, La, Labrie, Jean
Techniques du billard, Morin, Pierre
Techniques du golf, Brien, Luc
Techniques du hockey en URSS,
   Dyotte, Guy

Techniques du ski alpin, Campbell, S.,
   Lundberg, M.
Techniques du tennis, Ellwanger
Tennis, Le, Roch, Denis
* **Viens jouer,** Villeneuve, Michel José
Vivre en forêt, Provencher, Paul
Volley-ball, Le, Fédération de volley-ball

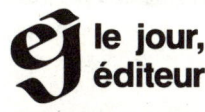

le jour, éditeur

ÉSOTÉRISME

Astrologie pratique, L',
Reinicke, Wolfgang
Grand livre de la cartomancie, Le,
Von Lentner, G.
Grand livre des horoscopes chinois, Le,
Lau, Theodora

* **Horoscope chinois,** Del Sol, Paula
Lu dans les cartes, Jones, Marthy
Synastrie, La, Thornton, Penny
Traité d'astrologie, Hirsig, H.

GUIDES PRATIQUES/JEUX/LOISIRS

* **1,500 prénoms et significations,**
Grisé-Allard, J.

* **Backgammon,** Lesage, D.

NOTRE TRADITION

* **Lettre à un Français qui veut émigrer
au Québec,** Dubuc, Carl

PSYCHOLOGIE/VIE AFFECTIVE ET PROFESSIONNELLE

Adieu, Halpern, Dr Howard
Adieu Tarzan, Franks, Helen
Aimer son prochain comme soi-même,
Murphy, Dr Joseph
* **Anti-stress, L',** Eylat, Odette
Apprendre à vivre et à aimer,
Buscaglia, L.
**Art d'engager la conversation et de se
faire des amis, L',** Gabor, Don
Art de convaincre, L', Heinz, Ryborz
* **Art d'être égoïste, L',** Kirschner, Joseph
Autre femme, L', Sévigny, Hélène
Bains flottants, Les, Hutchison, Michael
**Ces hommes qui ne communiquent
pas,** Naifeh S. et White, S.G.
Ces vérités vont changer votre vie,
Murphy, Dr Joseph
Comment aimer vivre seul,
Shanon, Lynn
**Comment dominer et influencer les
autres,** Gabriel, H.W.
**Comment faire l'amour à la même per-
sonne pour le reste de votre vie!,**
O'Connor, D.
Comment faire l'amour à une femme,
Morgenstern, M.
Comment faire l'amour à un homme,
Penney, A.
Comment faire l'amour ensemble,
Penney, A.

Contacts en or avec votre clientèle,
Sapin Gold, Carol
Contrôle de soi par la relaxation, Le,
Marcotte, Claude
Dire oui à l'amour, Buscaglia, Léo
* **Famille moderne et son avenir, La,**
Richards, Lyn
Femme de demain, Keeton, K.
Gestalt, La, Polster, Erving
Homme au dessert, Un,
Friedman, Sonya
Homme nouveau, L',
Bodymind, Dychtwald Ken
Influence de la couleur, L',
Wood, Betty
Jeux de nuit, Bruchez, C.
Maigrir sans obsession, Orbach, Susie
Maîtriser son destin, Kirschner, Joseph
Massage en profondeur, Le, Painter, J.,
Bélair, M.
Mémoire, La, Loftus, Élizabeth
* **Mémoire à tout âge, La,**
Dereskey, Ladislaus
Miracle de votre esprit, Le,
Murphy, Dr Joseph
Négocier entre vaincre et convaincre,
Warschaw, Dr Tessa
On n'a rien pour rien, Vincent, Raymond
Oracle de votre subconscient, L',
Murphy, Dr Joseph

PSYCHOLOGIE/VIE AFFECTIVE ET PROFESSIONNELLE

Passion du succès, La, Vincent, R.

Pensée constructive et bon sens, La, Vincent, Raymond

* Personnalité, La, Buscaglia, Léo

Petit répertoire des excuses, Le, Charbonneau, C., Caron, N.

Pourquoi remettre à plus tard?, Burka, Jane B., Yuen, L.M.

Pouvoir de votre cerveau, Le, Brown, Barbara

Puissance de votre subconscient, La, Murphy, Dr Joseph

Réfléchissez et devenez riche, Hill, Napoleon

S'aimer ou le défi des relations humaines, Buscaglia, Léo

Sexualité expliquée aux adolescents, La, Boudreau, Y.

Succès par la pensée constructive, Le, Hill, Napoleon et Stone, W.-C.

Transformez vos faiblesses en force, Bloomfield, Dr Harold

Triomphez de vous-même et des autres, Murphy, Dr Joseph

Univers de mon subconscient, L', Vincent, Raymond

Vaincre la dépression par la volonté et l'action, Marcotte, Claude

Vieillir en beauté, Oberleder, Muriel

Vivre avec les imperfections de l'autre, Janda, Dr Louis H.

Vivre c'est vendre, Chaput, Jean-Marc

ROMANS/ESSAIS

* Affrontement, L', Lamoureux, Henri
* C't'a ton tour Laura Cadieux, Tremblay, Michel
* Cœur de la baleine bleue, Le, Poulin, Jacques
* Coffret petit jour, Martucci, Abbé Jean
* Contes pour buveurs attardés, Tremblay, Michel
* De Z à A, Losique, Serge
* Femmes et politique, Cohen, Yolande

* Il est par là le soleil, Carrier, Roch
* Jean-Paul ou les hasards de la vie, Bellier, Marcel
* Neige et le feu, La, Baillargeon, Pierre
* Objectif camouflé, Porter, Anna
* Oslovik fait la bombe, Oslovik
* Train de Maxwell, Le, Hyde, Christopher
* Vatican -Le trésor de St-Pierre, Malachi, Martin

SANTÉ

Tao de longue vie, Le, Soo, Chee

Vaincre l'insomnie, Filion, Michel et Boisvert, Jean-Marie

SPORT

* Guide des rivières du Québec, Fédération cano-kayac

* Ski nordique de randonnée, Brady, Michael

TÉMOIGNAGES

Merci pour mon cancer, De Villemarie, Michelle

Quinze

DIVERS

* **Mythe de Nelligan, Le,** Larose, Jean
* **Nouveau Canada à notre mesure,**
  Matte, René
* **Papineau,** De Lamirande, Claire
* **Personne ne voudrait savoir,**
  Schirm, François
* **Philosophe chat, Le,** Savoie, Roger
* **Pour une économie du bon sens,**
  Bailey, Arthur
* **Québec sans le Canada, Le,**
  Harbron, John D.

* **Qui a tué Blanche Garneau?,**
  Bertrand, Réal
* **Réformiste, Le,** Godbout, Jacques
* **Relations du travail,** Centre des
  dirigeants d'entreprise
* **Sauver le monde,** Sanger, Clyde
* **Silences à voix haute,**
  Harel, Jean-Pierre

LIVRES DE POCHES 10 /10

* **37 1/2 AA,** Leblanc, Louise
* **Aaron,** Thériault, Yves
* **Agaguk,** Thériault, Yves
* **Blocs erratiques,** Aquin, Hubert
* **Bousille et les justes,** Gélinas, Gratien
* **Chère voisine,** Brouillet, Chrystine
* **Cul-de-sac,** Thériault, Yves
* **Demi-civilisés, Les,** Harvey, Jean-Charles
* **Dernier havre, Le,** Thériault, Yves
* **Double suspect, Le,** Monette, Madeleine

* **Faire sa mort comme faire l'amour,**
  Turgeon, Pierre
* **Fille laide, La,** Thériault, Yves
* **Fuites et poursuites,** Collectif
* **Première personne, La,** Turgeon, Pierre
* **Scouine, La,** Laberge, Albert
* **Simple soldat, Un,** Dubé, Marcel
* **Souffle de l'Harmattan, Le,**
  Trudel, Sylvain
* **Tayaout,** Thériault, Yves

LIVRES JEUNESSE

* **Marcus, fils de la louve,** Guay, Michel et
  Bernier, Jean

MÉMOIRES D'HOMME

* **À diable-vent,** Gauthier Chassé, Hélène
* **Barbes-bleues, Les,** Bergeron, Bertrand
* **C'était la plus jolie des filles,**
  Deschênes, Donald
* **Bête à sept têtes et autres contes de**
  la Mauricie, La, Legaré, Clément
* **Contes de bûcherons,**
  Dupont, Jean-Claude
* **Corbeau du Mont-de-la-Jeunesse, Le,**
  Desjardins, Philémon et
  Lamontagne, Gilles

* **Guide raisonné des jurons,**
  Pichette, Jean
* **Menteries drôles et merveilleuses,**
  Laforte, Conrad
* **Oiseau de la vérité, L',** Aucoin, Gérard
* **Pierre La Fève et autres contes de la**
  Mauricie, Legaré, Clément

ROMANS/THÉÂTRE

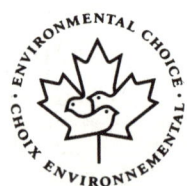

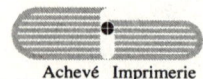

Achevé   Imprimerie
d'imprimer Gagné Ltée
au Canada Louiseville